Impact de la protéine C activée dans le sepsis

Cédric Bruel

Impact de la protéine C activée dans le sepsis

Expérience au chu de Caen

Presses Académiques Francophones

Impressum / Mentions légales
Bibliografische Information der Deutschen Nationalbibliothek: Die Deutsche Nationalbibliothek verzeichnet diese Publikation in der Deutschen Nationalbibliografie; detaillierte bibliografische Daten sind im Internet über http://dnb.d-nb.de abrufbar.
Alle in diesem Buch genannten Marken und Produktnamen unterliegen warenzeichen-, marken- oder patentrechtlichem Schutz bzw. sind Warenzeichen oder eingetragene Warenzeichen der jeweiligen Inhaber. Die Wiedergabe von Marken, Produktnamen, Gebrauchsnamen, Handelsnamen, Warenbezeichnungen u.s.w. in diesem Werk berechtigt auch ohne besondere Kennzeichnung nicht zu der Annahme, dass solche Namen im Sinne der Warenzeichen- und Markenschutzgesetzgebung als frei zu betrachten wären und daher von jedermann benutzt werden dürften.

Information bibliographique publiée par la Deutsche Nationalbibliothek: La Deutsche Nationalbibliothek inscrit cette publication à la Deutsche Nationalbibliografie; des données bibliographiques détaillées sont disponibles sur internet à l'adresse http://dnb.d-nb.de.
Toutes marques et noms de produits mentionnés dans ce livre demeurent sous la protection des marques, des marques déposées et des brevets, et sont des marques ou des marques déposées de leurs détenteurs respectifs. L'utilisation des marques, noms de produits, noms communs, noms commerciaux, descriptions de produits, etc, même sans qu'ils soient mentionnés de façon particulière dans ce livre ne signifie en aucune façon que ces noms peuvent être utilisés sans restriction à l'égard de la législation pour la protection des marques et des marques déposées et pourraient donc être utilisés par quiconque.

Coverbild / Photo de couverture: www.ingimage.com

Verlag / Editeur:
Presses Académiques Francophones
ist ein Imprint der / est une marque déposée de
AV Akademikerverlag GmbH & Co. KG
Heinrich-Böcking-Str. 6-8, 66121 Saarbrücken, Deutschland / Allemagne
Email: info@presses-academiques.com

Herstellung: siehe letzte Seite /
Impression: voir la dernière page
ISBN: 978-3-8381-7544-7

UNIVERSITE DE CAEN

FACULTE DE MEDECINE

THESE POUR L'OBTENTION DU

GRADE DE DOCTEUR EN MEDECINE

PRÉSENTÉE ET SOUTENUE PUBLIQUEMENT

LE : 28 OCTOBRE 2004

PAR

CÉDRIC BRUEL

NÉ LE 24 JUIN 1974 À CLICHY (92)

TITRE DE LA THESE :

IMPACT DE LA PROTEINE C

ACTIVEE DANS LE SEPSIS :

EXPERIENCE DE PREMISS AU CHU

DE CAEN

PRÉSIDENT : MONSIEUR LE PROFESSEUR P. CHARBONNEAU

MEMBRES   : MONSIEUR LE PROFESSEUR J-L. GERARD

MONSIEUR LE PROFESSEUR R. VERDON

MONSIEUR LE DOCTEUR D. DU CHEYRON

Table des matières

4

5

Table des illustrations

Table des tableaux

Glossaire

AT : Antithrombine

CMH : Complexe majeur d'histocompatibilité CIVD :

Coagulation intra-vasculaire disséminée CVVHDF :

Hémodiafiltration continue veino-veineuse EGDT :

Early goal-directed therapy

EPCR : Récepteur endothélial de la protéine C

FT : Facteur tissulaire

HBPM : Héparine de bas poids moléculaire

HDi : Hémodialyse intermittente

HNF : Héparine non fractionnée

IAP : Inhibiteur de l'apoptose

ICAM : Intracellular adhesion molecule

IFN : Interféron

Ig : Immunoglobuline

IGS : Indice de gravité simplifié

IKK : I -B kinase

Il : Interleukine

IRAK : Interleukin-1 receptor associated kinase

LB : Lymphocyte B

LODS : Logistic Organ Dysfunction System

LPS : Lipopolysaccharide

LT : Lymphocyte T

MyD88 : Myeloid differentiation protein 88

NOS : Oxyde nitrique synthase

PA : Pression artérielle

PAF : Platelet activating factor

PAI : Activateur tissulaire du plasminogène

PAMP : Pathogen-associated molecular pattern

PAR : Protease activated receptor

PC : Protéine C

PCa : Protéine C activée

PCNA : Antigène nucléaire de prolifération cellulaire

PDF : Produits de dégradation de la fibrine

PRR : Pattern recognition receptor

PVC : Pression veineuse centrale

rPCa : Protéine C activée recombinante

SDRA : Syndrome de détresse respiratoire aigu

SIRS : Syndrome de réponse inflammatoire systémique

SvcO$_2$: Saturation veineuse centrale en oxygène

TAFI : Inhibiteur de la fibrinolyse thrombine-dépendant

TAK : TGF activated kinase

TFPI : Tissue factor pathway inhibitor

Th : Lymphocyte T helper

TIR : Toll / interleukin-1 receptor domain

TLR : Toll like receptor

TM : Thrombomoduline

TNF : Tumor necrosis factor

t-PA : Activateur tissulaire du plasminogène

TRAF : TNF receptor associated factor

TREM : Trigerring receptor expressed on myeloid cell

VCAM : Vascular cell adhesion molecule

$VL^{+/-}$: Facteur V Leiden hétérozygote

I. INTRODUCTION ET DEFINITION DU SEPSIS

1. Introduction

Le mot sepsis est dérivé du grec. Le pepsis était bon, il incarne le processus naturel de maturation et de fermentation. Le sepsis en revanche était mauvais, synonyme de putréfaction et caractérisé par une mauvaise odeur. Il faut attendre plusieurs milliers d'années avant que Pasteur relie cette putréfaction à une cause bactérienne.

Des progrès considérables ont été réalisés depuis la dernière décennie dans le développement de nouvelles armes thérapeutiques permettant de réduire la mortalité du sepsis.

Cinq grandes études ont montré une réduction de la mortalité chez les patients atteints de sepsis sévère ou de choc septique :

La limitation du volume courant dans le syndrome de détresse respiratoire aigu (SDRA) et le acute lung injury (ALI) (Edward Abraham et al.) (102).

L'EGDT (early goal-directed therapy), afin d'ajuster la précharge et la postcharge ainsi que la contractilité cardiaque à la balance demande en O_2 / O_2 délivré (Emanuel Rivers et al.) (94).

Le contrôle strict de la glycémie (Greet Van den Berghe et al.) (106).

L'utilisation de faibles doses de stéroïdes (Djillali Annane et al.) (9).

L'utilisation de la protéine C activée (Gordon Bernard et al.) (17).

Une large étude observationnelle de cohorte dirigée aux Etats-Unis témoigne d'un taux de mortalité de 28,6 % (mortalité croissante avec l'âge : de 10 % chez les enfants à 38,4 % chez les plus de 85 ans) chez les patients atteints de sepsis sévère dans une population de 751 000 sujets hospitalisés (7). Martin et al. ont analysé l'épidémiologie du sepsis aux Etats-Unis entre 1979 et 2000 (82). Une diminution du taux de mortalité de 27,8 % à 17,9 % est observée.

Malgré la diminution du taux de mortalité, l'incidence du sepsis est multipliée par trois passant ainsi de 82,7 cas / 100 000 individus en 1979 à 240,4 cas / 100 000 individus en 2000. Les hommes développaient plus de sepsis que les femmes et le sepsis était plus fréquent dans la population « non blanche ». Parmi ces 22 années d'observation, les bactéries Gram positif représentaient l'agent infectieux le plus fréquent.

Un travail récent et particulièrement alarmant de Annane et al., porte sur l'épidémiologie du choc septique entre 1993 et 2000 parmi 22 centres, avec un échantillon de 100 554 patients admis en réanimation et inclus dans la base de données CUB-Réa (8). Dans cette cohorte, 8,2 % étaient admis pour choc septique avec un taux de mortalité global de 60,1 % constaté. Cependant l'évolution a été chronologiquement favorable (62,1 % en 1993 à 55,9 % en 2000). L'analyse des données retrouve une croissance des infections pulmonaires (p = 0,001), et des chocs septiques documentés à bactéries multirésistantes (p = 0,001). Le sepsis majore le risque de mortalité en comparaison des patients hospitalisés en réanimation pour une étiologie non septique (OR = 3,9 avec un intervalle de confiance 95 % compris entre 3,5 et 4,3).

Comment expliquer un taux de mortalité aussi important malgré les avancées récentes en terme de compréhension physiopathologique du sepsis ?

Avant de répondre à cette question, il faut retourner aux définitions de la conférence de consensus de 2001 (74, 107). Le SIRS (Syndrome de Réponse Inflammatoire Systémique) est défini par au moins deux des signes suivants :

température corporelle > 38°C ou < 36°C.

fréquence cardiaque > 90 battements / min.

fréquence respiratoire > 20 cycles / min ou $PaCO_2$ < 32 mmHg.

leucocytes > 12000 / mm^3 ou < 4000 / mm^3 ou > 10 % de cellules immatures.

Le sepsis se définit comme un SIRS consécutif à une infection locale ou systémique documentée Cette infection correspond à la présence anormale dans un milieu stérile ou en quantité supranormale de microbes dans un milieu non stérile engendrant une réponse inflammatoire. De nombreux signes cliniques et biologiques peuvent témoigner d'un sepsis (Tableau I).

. Paramètres généraux : fièvre, frissons, tachycardie, tachypnée, hyperleucocytose ou leucopénie.

. Paramètres inflammatoires : augmentation de la C-reactive protein (CRP) ou de la procalcitonine.

. Paramètres hémodynamiques : augmentation de l'index cardiaque, baisse des résistances vasculaires systémiques et baisse de l'extraction en O_2.

. Paramètres métaboliques : augmentation des besoins en insuline.

. Altération de la perfusion tissulaire : augmentation du temps de recoloration cutanée, diminution de la diurèse.

. Dysfonction d'organes

TableauI:Signescliniquesetbiologiquesdusepsis
d'aprèsVINCENTJ.L.LancetInfect.Dis.2002.

De part la non spécificité de ces différents signes, plusieurs cas de sepsis ne sont identifiés que tardivement, ce qui conduit certains patients à recevoir un traitement inapproprié. De nouvelles approches ont été récemment présentées concernant la prise en charge des patients atteints de sepsis (108, 38, 30, 97, 91). L'ensemble de ces nouvelles modalités a pour but de moduler ou d'interrompre la cascade du sepsis et de s'attaquer à la cause responsable de la dysfonction d'organe.

La plupart de ces nouvelles approches thérapeutiques sont à une phase précoce de développement (anticorps anti-TNF , hémofiltration à haut débit qui diminuerait les médiateurs de l'inflammation, la PAF acétyl hydrolase, les anti-élastases…).

Le choc septique est un choc distributif caractérisé par une vasodilatation périphérique et un hyper dynamisme cardiaque initialement (29). Il est défini par un sepsis sévère associé à des signes de dysfonction d'organe et d'hypotension persistante malgré un remplissage vasculaire adéquat et / ou la nécessité de drogues inotropes ou vaso-actives. La mortalité à J30 dans les populations avec un sepsis sévère défini par un sepsis avec une dysfonction d'organe consécutive à une hypoperfusion (acidose lactique, oligurie, cytolyse, troubles de conscience) est de l'ordre de 30 à 50 % suivant les centres. Malgré les progrès de la médecine, ce taux de mortalité demeure inchangé depuis les 25 dernières années.

En réalité, la mortalité du choc septique a déjà été réduite par une meilleure organisation de la prise en charge du patient en amont des unités de soins intensifs. Ainsi les patients septiques recevant une antibiothérapie probabiliste précoce voient leur taux de mortalité diminuer de 10 à 15 %, en comparaison des patients qui reçoivent leur première injection en réanimation.

Bien que ce taux de mortalité commence à décroître, il reste néanmoins encore trop important. De plus, le nombre de patients développant un sepsis sévère ou un choc septique est en expansion, probablement en rapport avec l'augmentation de la longévité, l'immunodépression consécutive aux chimiothérapies anti-cancéreuses et anti-infectieuses (VIH).

2. Les révolutions thérapeutiques du sepsis

2.1. Ventilationmécanique àfaiblevolumecourant dansALIetSDRA

Martin et al. retrouvent la présence d'un ALI ou d'un SDRA dans 25 à 42 % des sepsis (81). Tremblay et al. avaient déjà étudié les effets de la ventilation sur la réponse inflammatoire du poumon en présence ou non d'un stimulus inflammatoire préexistant chez le rat (104). Dans les deux groupes, stimulé ou non, la présence de médiateurs inflammatoires était plus importante dans le groupe ventilé avec un large volume courant (10 à 15 ml / kg) et une pression expiratoire à zéro (ZEEP). Il faut attendre l'étude randomisée multicentrique du New England Journal of Medicine en 2000 qui compare la ventilation mécanique dans les ALI et SDRA, avec un groupe ventilé de manière traditionnelle avec un volume courant à 12 ml / kg et avec une pression de plateau ≤ 50 cmH$_2$O, et un groupe ventilé à 6 ml / kg avec une pression de plateau ≤ 30 cmH$_2$O (102). Cette étude a été interrompue à la quatrième analyse intermédiaire après inclusion de 861 patients. Une diminution significative de la mortalité et de la durée de ventilation mécanique était retrouvée dans le groupe 6 ml / kg de volume courant.

2.2. EGDT (earlygoal-directedtherapy)

Rivers et al. ont essayé d'ajuster précocement la précharge, la postcharge et la contractilité myocardique à la balance demande en O$_2$ / O$_2$ systémique délivré, chez les patients en sepsis sévère ou en choc septique (94). Cette étude prospective randomisée en double aveugle était réalisée aux urgences sur un délai initial de 6 heures. Les patients étaient randomisés à leur arrivée aux urgences afin de recevoir dans le groupe « thérapie standard » : une pression veineuse centrale (PVC) et une pression artérielle sanglante (PA). Le but était de maintenir une PVC entre 8 et 12 mmHg, une PA moyenne > 65 mmHg et une diurèse $\geq 0,5$ ml / kg. Dans le groupe EGDT, les patients étaient monitorés de manière similaire mais avec une saturation veineuse centrale en O$_2$ (SvcO$_2$) dont le but était de maintenir la SvcO$_2$ > 70 % par expansion volémique (y compris par transfusion de culots globulaires si l'hématocrite était inférieure à 30 %) et par des catécholamines type dobutamine. La mortalité intra hospitalière était de 30,5 % dans le groupe EGDT contre 46,5 % dans le groupe « thérapie standard » (p = 0,009), donc un bénéfice pour les patients en sepsis sévère ou en choc septique bénéficiant d'une prise en charge plus agressive. Durant l'intervalle de 7 à 72 h, le groupe EGDT présentait une $SvcO_2$ moyenne de 70,4 ± 10,7 % versus 65,3 ± 11,4 %, une concentration de lactates 3,0 ± 4,4 mmol / l versus 3,9 ± 4,4mmol / l, un déficit en bases 2,0 ± 6,6 mmol / l versus 5,1 ± 6,7 mmol / l et un pH 7,40 ± 0,12 versus 7,36 ± 0,12, avec un p ≤ 0,02 pour chaque résultat. Toutefois, au cours de cette même période, le score APACHE II (Acute Physiology And Chronic Health Evaluation) était significativement inférieur dans le groupe EGDT témoignant ainsi d'une sévérité de la maladie moins importante (13,0 ± 6,3 versus 15,9 ± 6,4 avec p < 0,001).

Cette attitude thérapeutique plus agressive est actuellement recommandée dans les centres capables d'offrir les conditions requises d'EGDT aux urgences pour les patients en sepsis sévère ou en choc septique.

2.3. Dosesmodéréesdecorticostéroïdes

De nombreuses études se sont intéressées à l'emploi de stéroïdes chez les patients en choc septique réfractaire. Une insuffisance surrénalienne relative est fréquemment démasquée chez les patients en choc septique (50 à 75 % cas) (10). A cette insuffisance surrénalienne relative estimée par une réponse diminuée à la corticotropine, s'ajoute, dans les chocs septiques réfractaires, une résistance périphérique des tissus aux corticostéroïdes. Plusieurs mécanismes expliquent ce phénomène dans les sepsis sévères :

Une diminution du cortisol global lié (qui assure le transport du cortisol des glandes surrénales vers les tissus).

Une diminution du nombre et de l'affinité des récepteurs aux glucocorticostéroïdes, ce qui conduit à une baisse de la conversion de la cortisone en cortisol (forme active).

L'étude de Bollaert et al. démontre que des doses physiologiques de stéroïdes peuvent restaurer la sensibilité cellulaire aux vasopresseurs (20).

L'ensemble de ces résultats a conduit à l'étude incontournable, contrôlée randomisée multicentrique de phase III de Annane et al. (9). L'ensemble des patients était en choc septique sous catécholamines et en ventilation mécanique. La cortisolémie était dosée avant et après injection intraveineuse de 250 g d'ACTH (dosage à 30 et 60 min). Puis les patients étaient randomisés afin de recevoir dans le premier groupe 50 mg / 6 h d'hydrocortisone intraveineuse et 50 g de fludrocortisone en entéral, et des placebos dans le groupe control. Le traitement était poursuivi pendant 7 jours et les patients étaient suivis pendant un an. Les patients non répondeurs au test à l'ACTH étaient définis par une augmentation de la cortisolémie < 9 g / dl ou 250 nmol / l. Parmi les 300 patients inclus, 229 étaient non répondeurs dont 115 dans le groupe placebo et 114 dans le groupe stéroïdes. Un bénéfice significatif sur la survie des patients était démontré parmi les non répondeurs recevant les corticostéroïdes (73 décès dans le groupe placebo (63 %) et 60 dans le groupe stéroïdes (53 %) avec p = 0,023), avec un gain absolu de 10 % sur la mortalité.

L'administration de doses modérées de corticostéroïdes est recommandée dans les chocs septiques réfractaires avec insuffisance surrénalienne relative.

2.4. Contrôlestrictdelaglycémie

L'hyperglycémie consécutive à la résistance insulinique dans le foie et le muscle demeure fréquente en réanimation. Les études menées par Van den Berghe et al. ont prouvé que l'augmentation du facteur de croissance insulin-like I est prédictif d'une augmentation de la mortalité. Les patients qui présentent un taux élevé d'insulin-like growth factor binding protein 1, ont également un niveau d'insuline abaissé témoignant d'une dysfonction des cellules pancréatiques. Ainsi l'étude de Van den Berghe en 2001 confirme ces hypothèses

(106). Dans cette étude prospective randomisée, les patients sous ventilation mécanique recevaient soit une insulinothérapie intraveineuse rigoureuse afin de maintenir une glycémie entre 80 et 110 mg / dl, soit un traitement conventionnel assurant une glycémie entre 180 et 220 mg / dl. Sur les 1 548 patients inclus, 765 ont bénéficié du traitement rigoureux avec 4,6 % de décès versus 8 % dans le groupe conventionnel (p < 0,04).

Le mécanisme protecteur de l'insuline dans le sepsis est inconnu. La fonction phagocytaire des polynucléaires neutrophiles est altérée chez les patients hyperglycémiques. Un autre mécanisme potentiel concernerait l'effet anti-apoptotique de l'insuline (47)

2.5. Drotrécoginealfa

Il est actuellement reconnu, au terme de nombreuses études observationnelles que le sepsis est responsable d'une diminution de la concentration de la protéine C activée (111). Certains travaux ont insisté sur la corrélation entre le déficit en protéine C et l'augmentation de mortalité dans le sepsis (86).

La protéine C activée assure plusieurs fonctions : action anticoagulante par inactivation des facteurs de coagulation Va et VIIIa, ainsi que l'inhibition de la formation de thrombine, responsable d'une diminution de l'inflammation par inhibition de l'activation plaquettaire, du recrutement des polynucléaires neutrophiles et de la dégranulation des mastocytes. La protéine C activée possède également une action anti-inflammatoire par diminution de l'interleukine 6 (in vivo) et de cytokines pro-inflammatoires (in vitro), ainsi qu'une action antiapoptotique (59). Nous reverrons plus en détail cette pierre angulaire de la coagulation.

L'efficacité de la drotrécogine alfa (protéine C activée recombinante humaine) sur la mortalité des patients en sepsis sévère a été démontrée dans une large étude multicentrique de phase III, contre placebo, menée en aveugle, avec une réduction de la mortalité de 6 % dans le groupe traité. Nous reviendrons en détail sur cette étude PROWESS (Protein C Worldwide Evaluation in Severe Sepsis), source de nombreuses études de sous-groupes (17).

II. PHYSIOPATHOLOGIE DU SEPSIS

Il existe une interaction étroite entre l'agent microbien, le système immunitaire et la coagulation. L'infection débute lorsqu'un pathogène submerge les premières barrières défensives de l'hôte et se multiplie dans les tissus, responsable d'un SIRS. On observe alors la stimulation de la coagulation, l'activation du système du complément, l'activation et le recrutement des polynucléaires et l'activation des monocytes. La réponse de l'organisme face à l'infection est l'expression et la libération de médiateurs pro-inflammatoires afin d'orchestrer la destruction des microbes et la cicatrisation des tissus. Simultanément, le système immunitaire va aussi générer des médiateurs anti-inflammatoires afin de moduler, voire d'arrêter la synthèse des médiateurs pro-inflammatoires et d'en atténuer les effets systémiques.

Afin de mieux comprendre la physiopathologie du sepsis, il est indispensable de connaître les bases de l'immunité. Le système immunitaire est divisé en composante innée et adaptative, chacune avec un rôle et une fonction bien distincte.

1. La réponse immunitaire innée

La réponse immunitaire innée constitue la première ligne de défense de l'hôte contre l'invasion par un pathogène (85). Cette immunité naturelle non spécifique nécessite plusieurs éléments :

Des éléments cellulaires : macrophages, cellules dendritiques, monocytes avec le concept de plastie cellulaire.

Des protéines solubles, plasmatiques, telles que le système du complément, les interférons, les cytokines, mais également des protéines tissulaires avec les peptides antimicrobiens.

Ce mécanisme de défense, qui apparaît avant la réponse immunitaire adaptative, est commun à tous les organismes multicellulaires. Chez l'homme, sa fonction est double :

Reconnaître spécifiquement les pathogènes comme étrangers au soi et les éliminer.

Initier et coordonner la réponse immunitaire adaptative permettant d'acquérir la mémoire immunitaire des pathogènes.

L'activation de la réponse immune innée dans les minutes qui suivent l'infection, médiée par des récepteurs génétiquement prédéterminés au cours de la sélection naturelle, déclenche une cascade d'évènements moléculaires et cellulaires. Cette cascade est responsable d'une stimulation directe du complément et des cellules de défense de l'organisme (monocytes, macrophages, cellules présentatrices d'antigènes, polynucléaires neutrophiles), avec synthèse et sécrétion de médiateurs de la réponse immunitaire ou inflammatoire (cytokines, monoxyde d'azote, peptides antimicrobiens), et dans certains cas, initiation de la réponse immunitaire adaptative. La principale différence avec la réponse adaptative, outre son délai d'action, réside dans sa capacité à reconnaître les pathogènes. En effet, le génome humain comporte 75 000 à 100 000 gènes dont la plupart n'est pas destiné à la reconnaissance immune.

La plupart des agents pathogènes peuvent muter afin d'échapper à la reconnaissance du système immunitaire de l'hôte. La stratégie de la réponse innée n'est pas de reconnaître le plus d'antigènes possibles, contrairement aux lymphocytes T qui possèdent un réservoir de 10^4 à 10^8 récepteurs d'antigènes différents, mais de reconnaître quelques structures communes conservées chez un large groupe de micro-organismes. La reconnaissance du pathogène par l'hôte est une étape essentielle de sa défense et implique des récepteurs spécifiques, solubles ou membranaires, appelés pattern recognition receptors (PRRs). Ces récepteurs reconnaissent des structures spécifiques exprimées exclusivement par les pathogènes et dénommées pathogen-associated molecular patterns (PAMPs). Parmi elles, on peut citer le lipopolysaccharide (LPS ou endotoxine) des bacilles Gram négatif qui interagit avec le LPS binding protein (LBP) lui-même lié au récepteur CD14, les lipoprotéines bactériennes (BLP), le peptidoglycane (PGN) et l'acide lipoteïchoïque des bactéries Gram positif, l'ADN bactérien non méthylé, les lipoarabinomannanes des mycobactéries et les mannanes des levures.

Les PAMPs répondent à différents critères :

Ils sont spécifiques des pathogènes.

Ce sont des structures indispensables à la survie des micro-organismes ayant une très faible possibilité de mutation qui rendrait le pathogène indétectable.

Ils représentent la signature moléculaire de groupes de micro-organismes.

Les PRRs s'expriment sur l'ensemble des cellules du système immunitaire inné : les macrophages, les cellules dendritiques et les lymphocytes B. Ces PRRs sont divisés en trois classes :

Les secreted-PRRs dont les constituants du complément, les protéines de la famille des collectines (mannose-binding lectin et les protéines A et D du surfactant), le LBP et les peptides antimicrobiens (défensines, cathélicidines), ayant pour fonction l'opsonisation après liaison à l'agent pathogène par le système du complément et les phagocytes.

Les endocytic-PRRs présents à la surface des phagocytes. Ils reconnaissent les PAMPs et permettent ainsi la destruction du pathogène dans les lysosomes sans induire de réaction inflammatoire. Les scavenger receptors des macrophages appartiennent à cette même famille.

Les signaling-PRRs reconnaissent le PAMPs et activent la réponse immunitaire acquise via la transduction du signal permettant ainsi la transcription de gènes codant pour les cytokines inflammatoires. Les Toll Like Receptors (TLRs) appartiennent à cette famille.

Les TLRs sont des récepteurs transmembranaires initialement découverts chez la Drosophile Melanogaster, et impliqués dans le développement embryonnaire dorso-ventral et la défense contre les infections fongiques (68, 22). Ils appartiennent à la superfamille des récepteurs à l'Il1. La structure des TLRs est très conservée entre les espèces. Elle comporte une partie extra membranaire, faite de la répétition de domaines riches en leucine, impliquée dans la reconnaissance sélective des pathogènes, une courte portion intra membranaire et une partie intra cytosolique qui comporte un domaine très conservé, appelé le domaine TIR (Toll / Interleukin-1 receptor domain), également présent dans le domaine intra cytosolique du récepteur à l'interleukine 1 (Il1). De plus, le récepteur à l'Il1 et le TLR induisent tous les deux la transduction du signal, via la protéine de différenciation myéloïde 88 (MyD88), qui conduit à l'activation du nuclear factor- B (NF- B) (14).

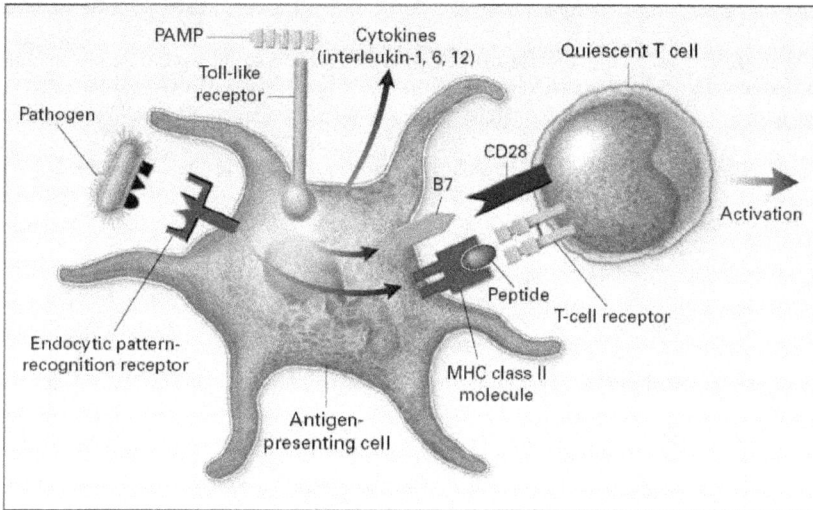

Figure1:Récepteursimpliquésdansl'immunitéinnéeetadaptative
d'aprèsMEDZHITOVetal.N.Engl.J.Med.2000.

La voie de signalisation aboutissant à la translocation nucléaire de NF- B implique la kinase IRAK-1 (Interleukin-1 Receptor Associated Kinase-1). Après avoir été stimulé, le TLR recrute la protéine adaptatrice MyD88, au niveau du domaine TIR. MyD88 est considérée comme un élément essentiel dans la transduction du signal des TLRs et des récepteurs à l'Il1. Son absence d'expression à la surface des macrophages est responsable de l'absence de réponse au peptidoglycane (TLR-2), au flagelle (TLR-5), à l'imiquimode (TLR-7), et aux fragments CpG (cytosine-phosphate-guanosine) de l'ADN bactérien (TLR-9) (63). La liaison TLR / MyD88 permet le recrutement et la phosphorylation de la sérine-thréonine kinase IRAK-1 ainsi que son activation par l'intermédiaire d'une autre kinase, IRAK-4. IRAK-1 activée se lie alors avec TRAF-6 (TNF Receptor Associated Factor 6), et le complexe IRAK-1 / TRAF-6 se détache alors de MyD88 pour interagir au niveau de la membrane avec un complexe moléculaire préexistant composé de la kinase TAK-1 (TGF -activated-kinase) et de deux protéines de liaisons TAB-1 et TAB-2. IRAK-1 va permettre la translocation de TRAF-6, TAB-1 et TAB-2 dans le cytosol où elles vont s'associer avec d'autres protéines pour former un complexe multiprotéique nécessaire à l'activation de TAK-1. TAK-1 activée va alors phosphoryler IKK / qui phosphoryle à son tour I -B provoquant sa dégradation et la libération de NF- B qui migre dans le noyau pour y exercer son activité transcriptionnelle (58).

Actuellement, une dizaine de TLRs a été identifiée chez l'homme. Le TLR-4 fut le premier décrit, il reconnaît sélectivement le LPS des bactéries Gram négatif. Sa lésion au LPS nécessite son association avec la protéine MD-2 et le CD-14. Le TLR-2 détecte quant à lui les PAMPs des bactéries Gram positif, des mycobactéries (lipoarabinomannane), des levures, et les porines du Neisseria meningitidis (100). En 2001, les TLR-5 sont retrouvés sur les monocytes, les cellules dendritiques immatures et les cellules épithéliales. Ils reconnaissent la présence de flagelle des bactéries Gram négatif flagellées. Les TLR-3 et TLR-9 sont responsables de la défense de l'hôte contre les virus. Le TLR-9 est sélectif de l'ADN bactérien (53). Enfin, les TLRs peuvent reconnaître les flagelles de certaines bactéries (51).

La réponse immunitaire innée est également médiée par d'autres molécules transmembranaires. Les trigerring receptor expressed on myeloïd cells-1 (TREM-1) qui s'expriment à la surface des polynucléaires neutrophiles et de certains monocytes, et qui ont récemment été identifiés comme marqueur précoce, sensible et spécifique des pneumopathies bactériennes (48). Blunck et al. ont également isolé les canaux K^+ voltage-dépendants à la surface des macrophages (19).

Toutes ces molécules activent la transduction du signal après fixation du LPS (23).

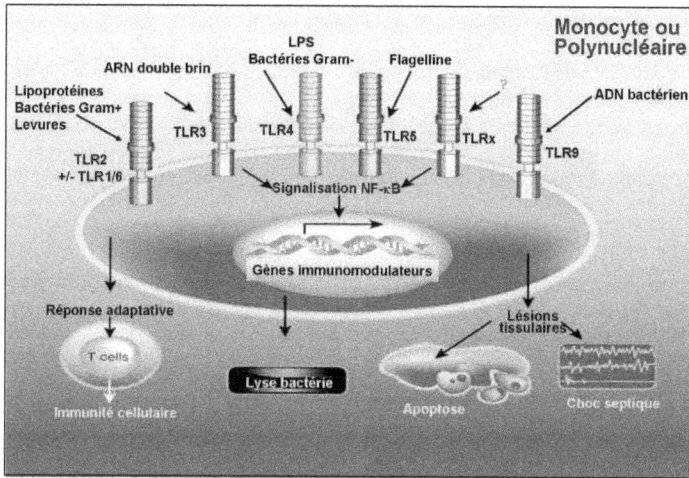

Figure2:RôledesrécepteursdetypeToll

d'aprèsMiraJP.Réanimation2004

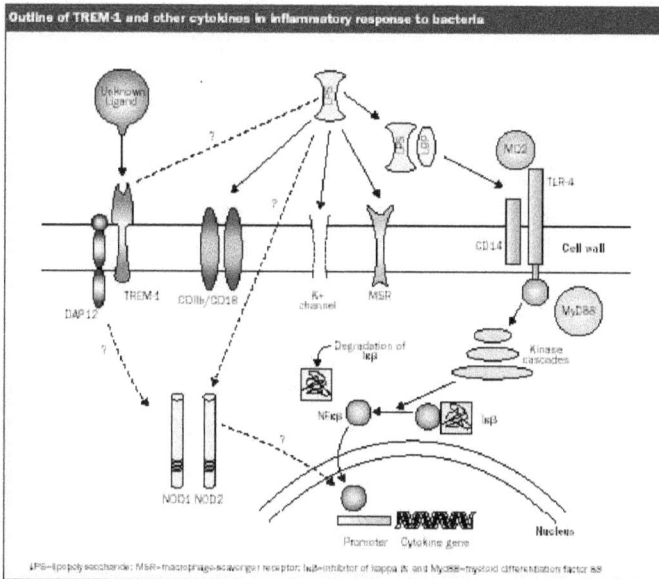

Figure3:RôleduTREM-1etautrescytokinesimpliquésdanslaréponseinflammatoire d'après

COHENJ.Lancet2001

2. La réponse immunitaire spécifique adaptative

Ce système est organisé autour de deux types cellulaires : les lymphocytes T (LT) et les lymphocytes B (LB), qui portent à leur surface des molécules de reconnaissance de l'antigène microbien, viral ou parasitaire. L'immunité spécifique dépend de la sélection d'un clone cellulaire portant à sa surface la molécule de reconnaissance de l'antigène et ayant la meilleure affinité pour celui-ci. La différenciation clonale aboutit ainsi à la formation de cellules effectrices et de cellules mémoire. Les molécules impliquées dans la présentation des antigènes au système immunitaire appartiennent au système HLA (human leukocyte antigen), et les récepteurs cellulaires pour l'antigène sont des immunoglobulines membranaires de type IgM pour les LB et les récepteurs T pour les LT.

Cette immunité adaptative offre une très large diversité du répertoire de récepteurs spécifiques d'antigène. Cependant ce phénomène adaptatif nécessite un délai incompressible de 3 à 5 jours afin de sécréter des anticorps spécifiques de l'antigène en quantité suffisante. Lors des expositions suivantes, cette réponse spécifique est plus rapide (2 jours) et plus puissante.

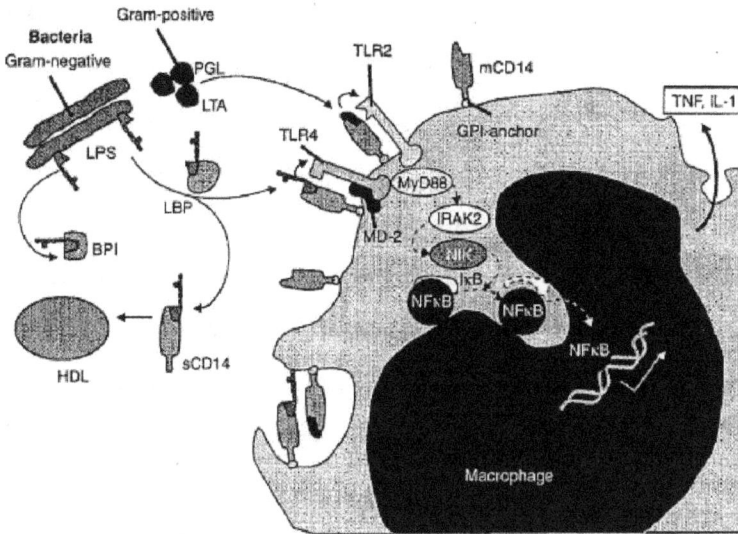

Figure4:Interactionentrelesantigènesmicrobiensetlesmacrophages.
d'aprèsGlücketal.Drugs2004.

3. Physiopathologie du sepsis

Les avancées récentes sur la compréhension de la réponse de l'hôte à l'agression microbienne expliquent en partie les échecs de certaines approches thérapeutiques. Le sepsis évolue au cours du temps, il se décompose en plusieurs phases, c'est le concept d'horloge septique. Initialement, il serait responsable de l'augmentation des médiateurs inflammatoires, puis, en cas de persistance, l'évolution serait marquée par un état immunosuppresseur anti-inflammatoire. Plusieurs mécanismes pourraient expliquer en partie le phénomène d'immunosuppression chez les patients septiques (56).

L'orientation vers une réponse inflammatoire ou anti-inflammatoire.est médiée par les LT type CD4 qui sécrètent des cytokines de cibles et d'activités antagonistes. Les CD4 sécrètent des cytokines pro-inflammatoires (TNF , IFN , Il2) qui activent les LT helpers type 1 (Th1).

Les LT helpers type 2 (Th2) sont également activés via des cytokines anti-inflammatoires (Il4, Il10) sécrétées aussi par les CD4. Les différents facteurs responsables de l'orientation des CD4 vers les Th1 ou les Th2 ne sont pas tous connus. En revanche, le type d'agent pathogène, la taille de l'inoculum bactérien et le site de l'infection jouent un rôle essentiel.

L'anergie est un état de non réponse à l'antigène. Elle est responsable de l'absence de prolifération lymphocytaire T et donc de l'absence de sécrétion de cytokines en réponse à l'antigène spécifique. Or la diminution proliférative de la population T et donc, par voie de conséquence, l'absence de sécrétion cytokinique, est corrélée à la mortalité dans une étude de Heidecke et al., chez des patients atteints de péritonite (52).

L'effet immunosuppresseur des cellules apoptotiques par perte d'induction d'apoptose ou mort cellulaire programmée des CD4, LB, et cellules dendritiques. Il est actuellement admis que le sepsis active la mort cellulaire programmée. Ces cellules apoptotiques induisent l'altération de la réponse à l'agent pathogène via l'anergie ou la sécrétion de cytokines anti-inflammatoires, contrairement à la nécrose cellulaire qui stimule la réponse immunitaire (57). L'importance de l'apoptose des cellules du système immunitaire adaptatif est responsable de la diminution de production d'anticorps, d'activation macrophagique et de présentation d'antigènes. Ce phénomène d'apoptose des LB, CD4, et cellules dendritiques, responsable de l'effet immunosuppresseur, est la cible actuelle de nombreuses équipes qui cherchent à réactiver le système immunitaire inné et adaptatif au cours de cette phase hypo-immune.

Un autre point particulièrement débattu est celui de la composante génétique dans les états septiques. Ces polymorphismes génétiques seraient responsables de la susceptibilité de la réponse adaptée ou non en cas d'infection. Ainsi, plusieurs altérations du polymorphisme des gènes codant pour les récepteurs au TNF, à l'Il1, au Fc et les TLRs ont pu être identifiés. Le risque de mortalité est corrélé au polymorphisme génétique du TNF et TNF pour les patients en sepsis sévère (45). Un polymorphisme responsable du blocage des TLR-2 et TLR-4 a été identifié respectivement chez des patients atteints de choc septique à Gram positif et négatif (12, 77). Ce polymorphisme des gènes codant pour les cytokines, détermine la synthèse mais également l'orientation pro-inflammatoire ou anti-inflammatoire en réponse à l'infection. Ce polymorphisme existe pour les gènes codant pour les protéines impliquées dans le contrôle et la médiation de la réponse immune innée, mais également la cascade inflammatoire, la coagulation et la fibrinolyse. En effet, ce polymorphisme génétique est retrouvé pour la prothrombine, le fibrinogène, le facteur V, le facteur tissulaire, l'EPCR et le PAI-1 (101). Citons par exemple la délétion 4G de la région promotrice du gène codant pour PAI-1, responsable d'un risque accru de choc septique, surtout chez les patients atteints de méningococcémie. Les patients homozygotes 4G / 4G ont une augmentation du risque relatif de mortalité (RR 2,0 ; IC 95 % : 1,0-3,8) (54).

Citons enfin l'hypothèse de dysfonction d'organe liée au phénomène d'hibernation cellulaire, mécanisme bien identifié dans l'ischémie myocardique. Ce processus pourrait expliquer la discordance entre l'aspect anatomopathologique et le degré de dysfonction d'organe chez les patients septiques. Cet aspect est confirmé dans les méningococcémies responsables de myocardites sans réelle atteinte des cardiomyocytes malgré la dépression myocardique. Un autre exemple est fourni par les insuffisances rénales aiguës organiques par nécrose tubulaire aiguë avec, à nouveau, cette dissimilitude entre le degré de nécrose tubulaire et le retentissement sur la fonction rénale. Sawyer et al. présentent dans une étude le rôle primordial du TNF et de l'oxyde nitrique synthase inductible (iNOS), deux médiateurs intervenant dans la physiopathologie du sepsis, dans l'hibernation myocardique (96). Le sepsis est marqué par une réponse vasomotrice biphasique : après une courte réponse vasoconstrictrice, survient une phase vasoplégique intense et prolongée. L'action des médiateurs de l'inflammation conduit au niveau vasculaire à une stimulation de la production de monoxyde d'azote (NO), radical libre de durée de vie courte, généré par la conversion de la L-arginine en L-citrulline via la NO synthase (NOS). La stimulation de la NOS est responsable de l'hypotension réfractaire observée lors du choc septique (69).

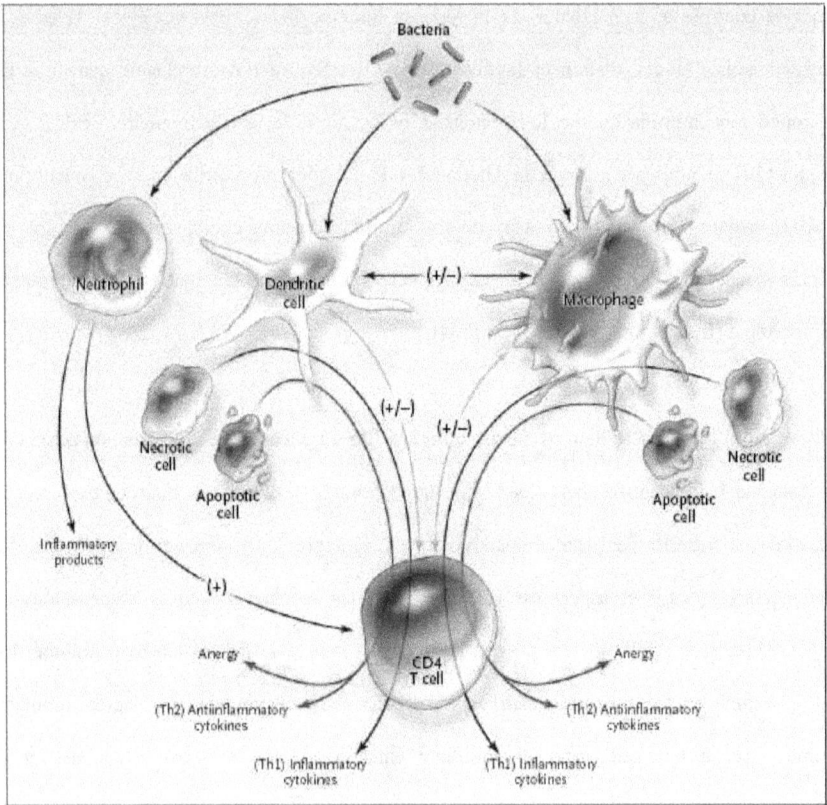

Figure5:Réponsedusystèmeimmunitaireàl'agentpathogène.
d'aprèsHOTCHKISSetal.N.Engl.J.Med.2003.

III. COAGULATION ET PROTEINE C ACTIVEE

L'hémostase est une composante essentielle de l'homéostasie de l'organisme. Ce système s'active après une lésion de l'endothélium vasculaire. Quatre systèmes participent à la régulation de l'hémostase : les systèmes coagulant et anti-coagulant qui vont contrôler la formation du caillot via les plaquettes et l'endothélium, et les systèmes fibrinolytique et anti-fibrinolytique qui contrôlent la lyse du caillot.

1. Coagulation (28)

L'initiateur principal de la coagulation est le facteur tissulaire (FT) qui est exprimé après activation de la coagulation ou rupture vasculaire. Le FT forme un complexe avec le facteur VII plasmatique et va ainsi initier la coagulation en présence de calcium ionisé. Ce même complexe active le facteur X. Le facteur Xa propage la coagulation en se liant aux phospholipides plaquettaires et au facteur Va pour former le complexe prothrombinase. Ce nouveau complexe va induire la transformation de prothrombine en thrombine. Cette enzyme clé de la coagulation possède différentes cibles d'action :

Le fibrinogène qui est sa principale cible moléculaire, et qu'elle transforme en fibrine réalisant ainsi le substratum moléculaire du thrombus.

Les différents facteurs de la coagulation avec pour conséquence l'amplification de la cascade de la coagulation par rétro-activation.

Les systèmes cellulaires, avec les plaquettes dont elle est le plus puissant agent activateur, les leucocytes qu'elle active et chez qui elle potentialise les effets des cytokines pro-inflammatoires, les cellules endothéliales en augmentant leur perméabilité responsable du dépôt et du passage leucocytaire.

Le système fibrinolytique sur lequel la thrombine induit une longue et puissante phase d'inhibition de la fibrinolyse par la synthèse et la libération d'inhibiteur de l'activateur tissulaire du plasminogène-1 (PAI-1) endothélial, plaquettaire, leucocytaire et par l'activation d'un inhibiteur de la fibrinolyse thrombine-dépendant, le TAFI, qui va protéger le caillot formé.

Les inhibiteurs de la coagulation. La thrombine consomme son inhibiteur spécifique, l'antithrombine, et elle peut se lier à un récepteur endothélial, la thrombomoduline, et ainsi former un complexe qui active la protéine C, liée au récepteur endothélial de la protéine C (EPCR).

L'inhibition de la coagulation repose principalement sur trois systèmes :

Le TFPI (Tissue Factor Pathway Inhibitor) qui inactive le complexe FT / VIIa / Xa.

Le système de la protéine C que nous détaillerons plus loin.

L'antithrombine, synthétisée par le foie, qui inhibe la thrombine et les facteurs Xa, IXa, VIIa.

2. Fibrinolyse (4)

Le plasminogène synthétisé par le foie est une glycoprotéine monocaténaire transformée en plasmine selon trois voies d'activation :

L'activateur tissulaire du plasminogène (t-PA) d'origine endothéliale.

Le système pro-urokinase / urokinase.

Le système activateur dépendant du facteur XII. Le XIIa permet la transformation de prékallikréine en kallikréine, qui permet à son tour l'activation de pro-urokinase en urokinase.

La plasmine est une sérine-protéase qui dégrade la fibrine en produits de dégradation de la fibrine (PDF) et en particulier les D-dimères.

Les systèmes inhibiteurs de la fibrinolyse sont également d'origine cellulaire :

Le PAI-1 dirigé contre le t-PA et l'urokinase, est synthétisé par l'endothélium. On le retrouve également dans les granules alpha des plaquettes et des leucocytes, en particulier les monocytes qui synthétisent et sécrètent un autre inhibiteur : le PAI-2.

Les antiplasmines de synthèse hépatique : l' -2 antiplasmine, et moins spécifiquement l' -2 macroglobuline et le C1-inhibiteur.

Le TAFI synthétisé par le foie. Cette enzyme aurait pour fonction d'atténuer les phénomènes de rétrocontrôle positif induit par la fibrine dégradée en diminuant la disponibilité du plasminogène à la surface de la fibrine, favorisant ainsi son accumulation. Le TAFI inhibe donc la formation du complexe d'activation du plasminogène par le t-PA, et la formation de plasmine.

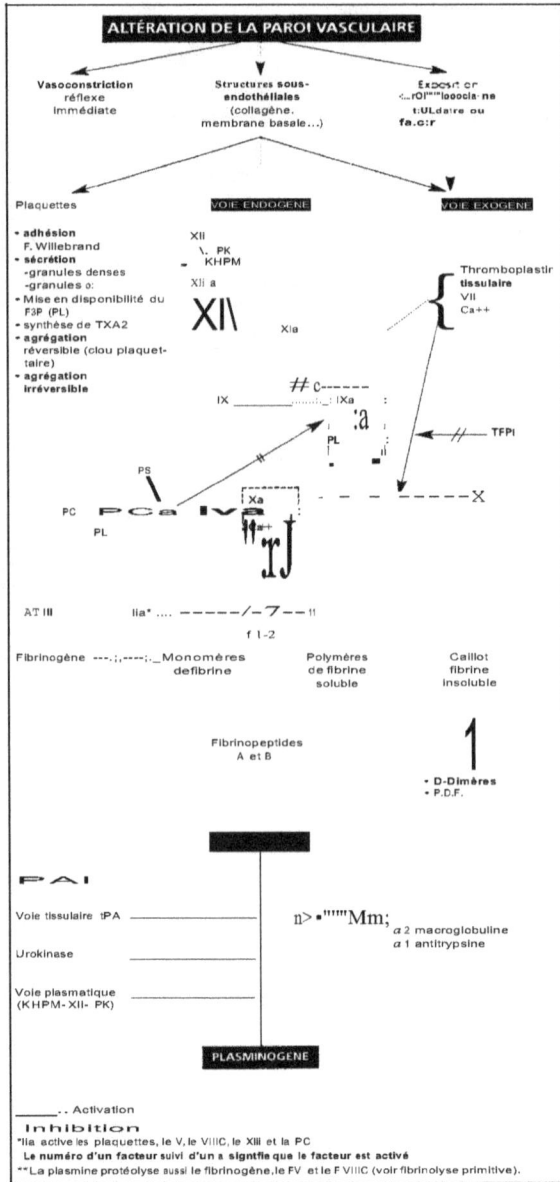

Figure 6 : L'hémostase

d'après Ankri

3. Perturbation de la coagulation et de la fibrinolyse au cours du sepsis

Les modifications de la coagulation au cours du sepsis associent à l'activation de la coagulation une diminution des mécanismes d'anti-coagulation et une insuffisance du système fibrinolytique.

La réaction inflammatoire induit une lésion de l'endothélium, via l'action des cytokines pro-inflammatoires qui activent les molécules d'adhésion. Les intéractions entre neutrophiles et molécules d'adhésion entraînent une altération de la perméabilité endothéliale avec passage de fluide à travers cette membrane. Cette lésion endothéliale aboutit à l'expression de FT par les cellules endothéliales et les monocytes, responsable de l'activation en cascade de la coagulation. La production de cytokines joue un rôle important dans l'expression du FT au cours du sepsis. Les cytokines pro-inflammatoires sont capables d'activer in vivo la coagulation de diverses espèces animales et de l'homme (32).

Cette activation de la coagulation génère de la thrombine qui convertit le fibrinogène en fibrine, ce qui aboutit à la formation du caillot. Un cercle vicieux entre la lésion endothéliale et la réaction inflammatoire se constitue et se traduit en clinique par des thromboses microvasculaires responsables d'une hypoperfusion, une ischémie puis une défaillance multiviscérale. Les systèmes inhibiteurs de la coagulation jouent un rôle régulateur fondamental pour éviter la coagulation intravasculaire disséminée (CIVD) au cours du sepsis, mais ces systèmes peuvent être débordés lorsque l'activation de la coagulation devient majeure du fait de la consommation des protéines inhibitrices, de la diminution de leur synthèse hépatique et de leur destruction par des protéases activées.

L'activation de la protéine C, un des systèmes les plus performants dans la protection de l'hôte contre la CIVD est rapidement consommée, et son inhibition par l' 1-antitrypsine est augmentée. Les taux plasmatiques de protéine C sont rapidement effondrés. L'endotoxine et les cytokines pro-inflammatoires réduisent de plus l'expression de la thrombomoduline et du EPCR. A la phase précoce du sepsis sévère, les concentrations de protéine C, de protéine C activée et d'anti-thrombine sont donc abaissées. La chute de ces facteurs anti-coagulants et fibrinolytiques est corrélée à une augmentation de la mortalité dans le sepsis tant chez l'animal que chez l'homme (49). Un déficit sévère en PC (< 40 % du taux plasmatique chez un adulte sain) et un taux élevé d'Il6 sont associés à un décès précoce par un choc septique réfractaire et une défaillance multiviscérale (79).

L'anti-thrombine participe au contrôle de l'activité pro-coagulante au cours du sepsis, mais est rapidement consommée, détruite par l'élastase des neutrophiles et peu synthétisée par le foie. Elle possède des propriétés anti-inflammatoires : sa liaison à l'endothélium conduit à la synthèse endothéliale de prostacycline qui inhibe l'agrégation plaquettaire et atténue l'activation des polynucléaires (32). Le mécanisme de la CIVD aboutit à une déplétion du système anti-coagulant et fibrinolytique. Le PAI-1 produit par les cellules endothéliales et les plaquettes, voit son activité stimulée par les endotoxines.

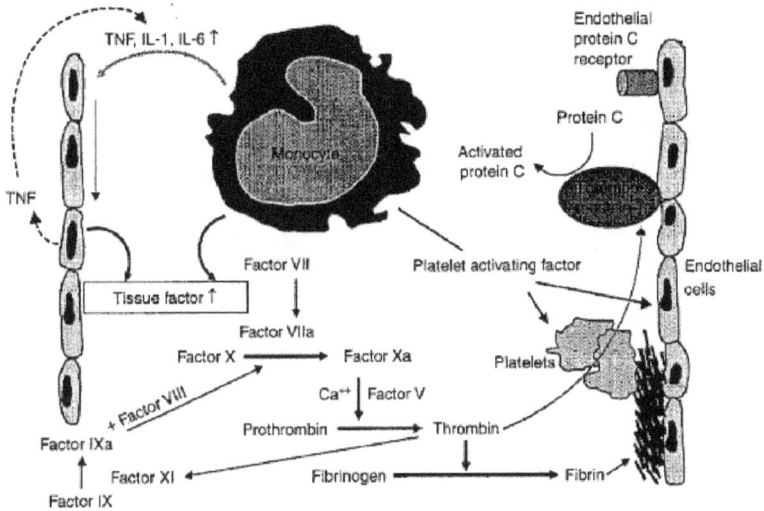

Figure7:L'activationdelacoagulationdanslesepsis.
d'aprèsGlücketal.Drugs2004.

En résumé, l'activation du système inflammatoire, responsable de l'altération de l'intégrité endothéliale, entraîne une inhibition de l'anti-coagulation et de la fibrinolyse, ainsi qu'une stimulation de la coagulation (71). L'ensemble de ces interactions conduit à la CIVD responsable de thromboses microvasculaires et donc de défaillance d'organes.

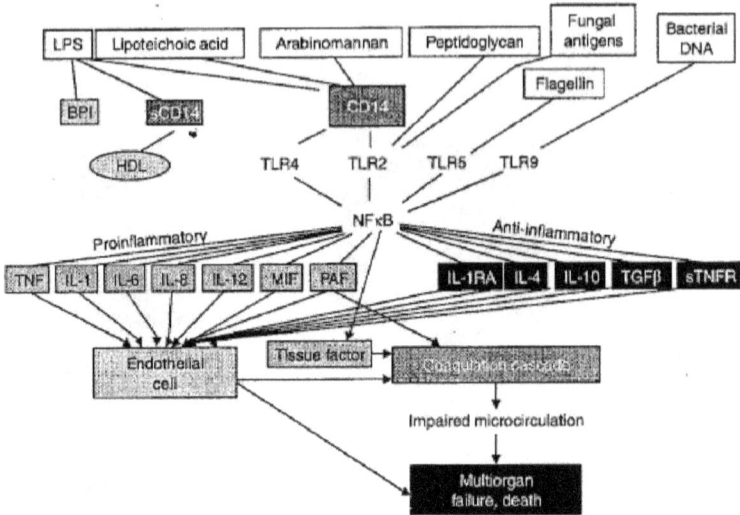

Figure 8 : Activation du système immunitaire inné et de la coagulation dans le sepsis. d'après Glück et al. Drugs 2004.

4. Protéine C activée

4.1. Aspects moléculaires

La protéine C (PC) synthétisée par le foie est un zymogène vitamine K dépendant, clivée par la thrombine en protéine C activée (PCa). Cette PCa est un hétérodimère, composé d'une chaîne légère de 155 acides aminés disulfures reliée à une chaîne lourde de 304 acides aminés. Il s'agit d'une sérine protéase qui joue un rôle clé dans le maintien de l'hémostase. Sa masse moléculaire est voisine de 60 000 g / mol. Elle est constituée d'un domaine riche en résidus « GLA » (caractéristique des facteurs vitamine K dépendant), d'un segment hélicoïdal aromatique, et de deux domaines EGF-like. Lors de son activation, la liaison entre Arg_{12} et Leu_{13} en position N-terminale sur la chaîne lourde est clivée, libérant un dodécapeptide (peptide d'activation) de masse moléculaire voisine de 1 400 g / mol.

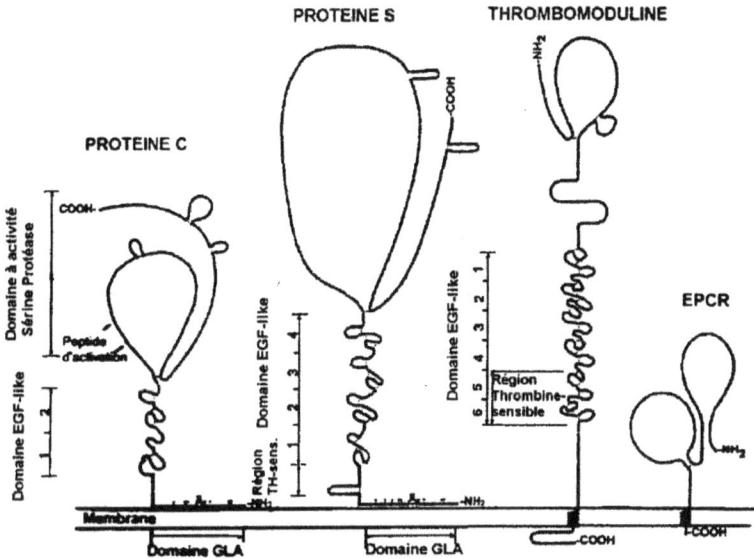

Figure9:Complexed'activationdelaPC
d'aprèsEsmonetal.Haematologica1999.

La PC a une concentration plasmatique d'environ 4 g / ml, avec une demi-vie d'environ 10 heures, alors que la concentration plasmatique de la PCa n'est que de 1 à 3 ng / ml pour une demi-vie d'environ 20 minutes, consécutif à son inactivation par une sérine protéase inhibitrice plasmatique (1-antitrypsine, PC inhibitrice, 2-macroglobuline) (75).

Nous avons vu dans la première partie que les cellules effectrices circulantes du système immunitaire inné (cellules dendritiques, macrophages, polynucléaires neutrophiles, LT, natural killers), participent à la première ligne de défense de l'hôte contre un agent pathogène.

Les leucocytes se déplacent le long de l'endothélium jusqu'aux sites infectés. Cette migration se déroule en plusieurs étapes (61) :

Phase d'attachement-roulement des leucocytes par les sélectines,

Phase d'adhésion par les molécules CAM,

Phase de diapédèse et chémotactisme.

L'activation de la coagulation par le FT / VIIa est responsable de la génération de thrombine. La thrombine interagit avec les plaquettes et les protease-activated-receptors (PARs) 1, 3 et 4, sur l'endothélium, responsable de la réponse pro-inflammatoire. Sa capacité à activer la PC est potentialisée par la présence d'EPCR.

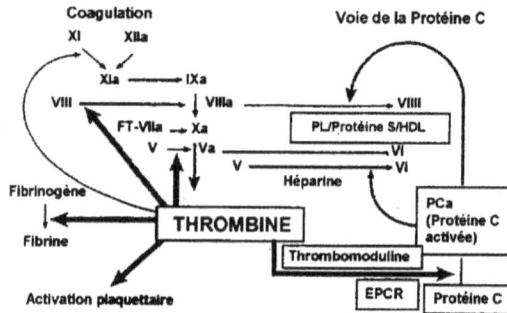

Figure10:Mécanismed'actiondelathrombine.
d'aprèsGriffinetal.ThrombosisandHaemostasis2001.

EPCR est présent sur les LT (CD_3^+, CD_4^+, CD_8^+), les LB (CD_{19}^+), les monocytes (CD_{14}^+), les natural killers (CD_{56}^+), ainsi que les polynucléaires neutrophiles et les éosinophiles (61). L' EPCR se lie au domaine « GLA » de la PC et favorise son activation par le complexe Thrombine / TM. Sa structure tridimensionnelle est proche de la famille des CMH_1 / CD_1 et son gène est localisé sur le chromosome 20. Chez l'animal, les réponses anti-inflammatoires et anti-coagulantes augmentent avec l'expression d'EPCR. La thrombine se fixe à la TM à la surface de l'endothélium vasculaire. Cette liaison est potentialisée 4 à 8 fois in vitro et 20 fois in vivo, suite à la fixation du complexe Thrombine / TM à EPCR. Ce nouveau complexe EPCR / Thrombine / TM permet la fixation et l'activation de la PC (36). Les effets de la PC sur l'endothélium et la réponse leucocytaire du système immunitaire inné sont probablement consécutifs à l'expression sélective de l'EPCR sur certaines cellules de l'immunité innée, et à la diminution de l'expression de molécules d'adhésion sur l'endothélium.

In vitro, plusieurs travaux sur les cellules endothéliales ont retrouvé une contre régulation de la TM et EPCR par les cytokines pro-inflammatoires (TNF , Il1). Dans une étude contrôlée, 21 enfants, porteurs d'un sepsis sévère méningococcique, présentaient un taux de TM et EPCR abaissé, responsable d'une conversion insuffisante de PC en PCa (27, 37).

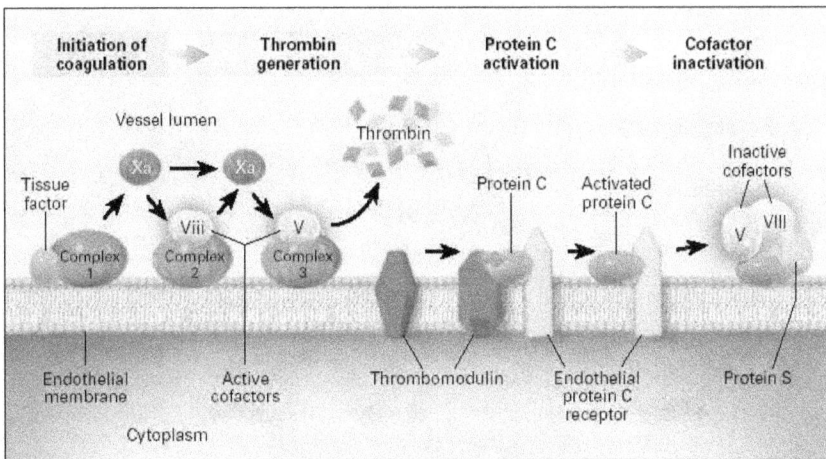

Figure 11 : Voie d'activation de la PC.
d'après Faust et al. New Engl. J. Med. 2001.

Quatre PARs ont été identifiées, appartenant à la famille des protéines G couplées aux récepteurs. PAR-1, 3 et 4 possèdent un récepteur à la thrombine alors que PAR-2 ne peut pas fixer la thrombine, mais fixe le complexe FT / VIIa et le Xa. La fixation de thrombine sur PAR-1, 3 et 4 induit la synthèse de FT, de molécules d'adhésion, d'Il8, et de chémoattractant monocytaire, avec pour conséquence la dysfonction endothéliale avec réduction de l'expression de la TM (co-activateur de la PC). Les PARs sont localisées sur les cellules endothéliales, les cellules mononuclées, les plaquettes, les fibroblastes et les cellules musculaires lisses. La fixation de FT / VIIa sur PAR-2 potentialise la réponse inflammatoire macrophagique par production de radicaux libres, expression de CMH_{II}, et expression de molécules d'adhésion (72). La PC représente en quelque sorte le chaînon entre l'endothélium et les leucocytes du système immunitaire inné.

4.2. Mécanismesd'action

La PCa présente des propriétés :

> Anti-coagulante
>
> Pro-fibrinolytique
>
> Anti-inflammatoire
>
> Anti-apoptotique

L'ensemble de ces caractéristiques permet une prévention de la thrombose de la microcirculation et une prévention de la congestion vasculaire, donc des défaillances d'organes.

4.2.1. PCa anti-coagulante

La PCa se lie à son cofacteur la protéine S et clive les facteurs Va et VIIIa par protéolyse limitée, ralentissant, par voie de conséquence, la génération de thrombine et la fibrinoformation. Le facteur V participe à l'accélération de la protéolyse du VIIIa par la PCa.

4.2.2. PCa pro-fibrinolytique

La PCa n'a aucune action directe sur les réactions conduisant à la formation du caillot de fibrine, ni sur le t-PA, l'activation du plasminogène ou l'activité de la plasmine. En revanche, elle neutralise le PAI-1 favorisant ainsi indirectement la fibrinolyse. La PCa permet le maintien de l'activation du plasminogène en plasmine, responsable de la lyse du caillot. La PCa agit également sur la fibrinolyse par inhibition du TAFI. Le TAFI est activé par la thrombine, via un cofacteur, la TM, capable de multiplier par 1 250 l'efficacité catalytique de la thrombine, selon un principe sans doute comparable à celui de l'activation de la PC, impliquant certains domaines EGF-like. En bloquant la formation de thrombine, la PCa empêche donc l'activation du TAFI, inhibiteur physiologique de la fibrinolyse (50).

4.2.3. PCa anti-inflammatoire

En conditions physiologiques, l'endothélium contrôle les mécanismes régulateurs permettant de moduler l'emballement de la coagulation, de l'inflammation, et de la fonction vasculaire pour maintenir l'homéostasie locale. Au cours d'une infection ou d'une inflammation aiguë, l'endothélium s'active, initiant l'expression de chemokines pro-inflammatoires et de molécules d'adhésion requises pour la migration et l'adhésion des leucocytes. Ce phénomène est en partie dû à un facteur transcriptionnel protéique ubiquitaire : le NF- B. La fixation d'un ligand sur un récepteur membranaire induit un stimulus provoquant la dissociation du complexe, et les molécules de NF- B libérées s'associent en tétramères puis migrent vers le noyau pour se fixer sur leur séquence cible, activant alors la transcription de cytokines pro-inflammatoires et de molécules d'adhésion, la production de NO, et l'apoptose. En cas d'épisodes inflammatoires aigus, l'équilibre est rompu, responsable de l'emballement d'un processus où coexistent l'activation pro-coagulante et l'apoptose, avec pour conséquence le dysfonctionnement de la cellule endothéliale et son apoptose, la CIVD, l'hypoxie tissulaire et l'altération d'organes.

La PCa intervient au cours de ces mécanismes complexes pour briser le cycle. Elle bloque la génération de thrombine. La liaison de la sous unité p65 de NF- B sur l'ADN nucléaire est bloquée par la PCa. Donc un des rôles de la PCa est d'inhiber la translocation de NF- B dans les monocytes et de bloquer l'adhésion des leucocytes.

Au moyen de techniques de biologie moléculaire, l'équipe de Joyce a pu analyser les effets moléculaires de la PCa sur des lignées de cellules endothéliales humaines (HUVEC : human umbilical vein endothelial cells) (59). Ainsi, au cours des différentes expériences menées in vitro (RT-PCR, cytométrie de flux), la PCa :

Supprime l'induction de différents gènes par le NF- B en diminuant la transcription du gène d'une des sous unités du facteur transcriptionnel.

Supprime la signalisation par les cytokines et les molécules d'adhésion en réduisant les quantités d'ARNm correspondants (CXC3 (fractalkine), ICAM-1 (intracellular adhesion molecule 1), VCAM-1 (vascular cell adhesion molecule 1), E-sélectine) par action directe et par inhibition de l'induction liée au TNF .

La PCa inhibe la production de TNF , Il1 , Il6, Il8. Une autre hypothèse est proposée pour expliquer le rôle anti-inflammatoire de la PCa. Les monocytes et les macrophages possèdent un site de fixation à la PCa, qui, après sa liaison avec EPCR, contrôlerait l'augmentation du flux calcique intracellulaire et la production de TNF . La PCa bloquerait alors la translocation nucléaire du NF- B nécessaire à la production de cytokines et de molécules d'adhésion par les monocytes et les cellules endothéliales (70).

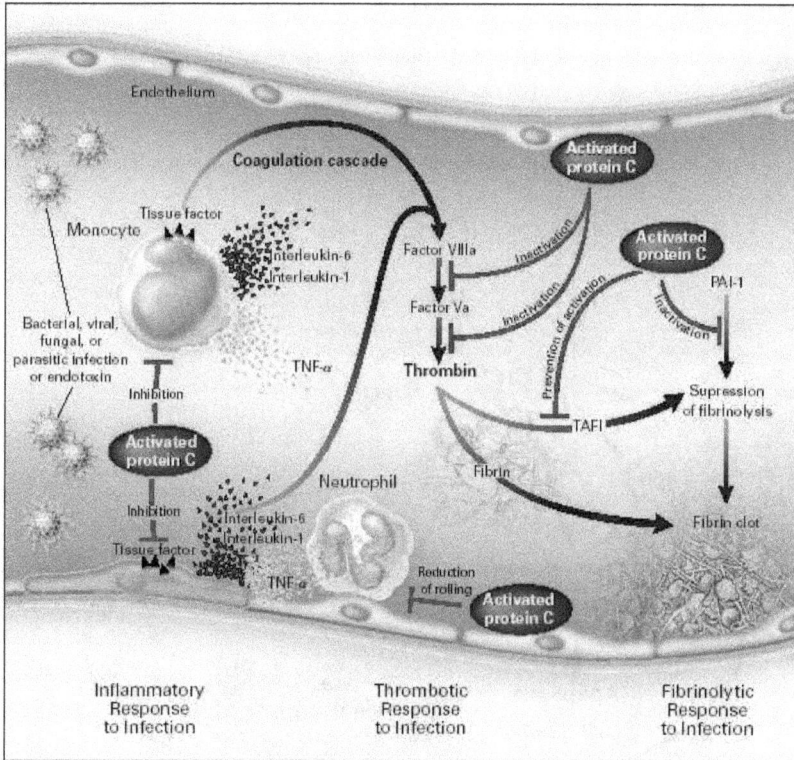

Figure12:RôlesdelaPCadanslamodulationdusystèmeinflammatoire,procoagulant et fibrinolytiqueenréponseàl'infection,d'aprèsBernardetal.NEnglJMed2001

4.2.4. PCa anti-apoptotique

La PCa inhibe l'apoptose de cellules endothéliales traitées par staurosporine (inducteur d'apoptose) (59). Cette action anti-apoptotique, dose-dépendante, est liée à une suppression de l'expression de deux gènes pro-apoptotiques: la calréticuline (protéine du réticulum endoplasmique) et TRMP-2. Parallèlement, la PCa augmente l'expression des gènes anti-apoptotiques tels que Bcl-2, l'IAP (inhibiteur de l'apoptose), le PCNA (antigène nucléaire de prolifération cellulaire).

Donc l'action modulatrice de la PCa s'exerce aussi par un effet anti-apoptotique (60).

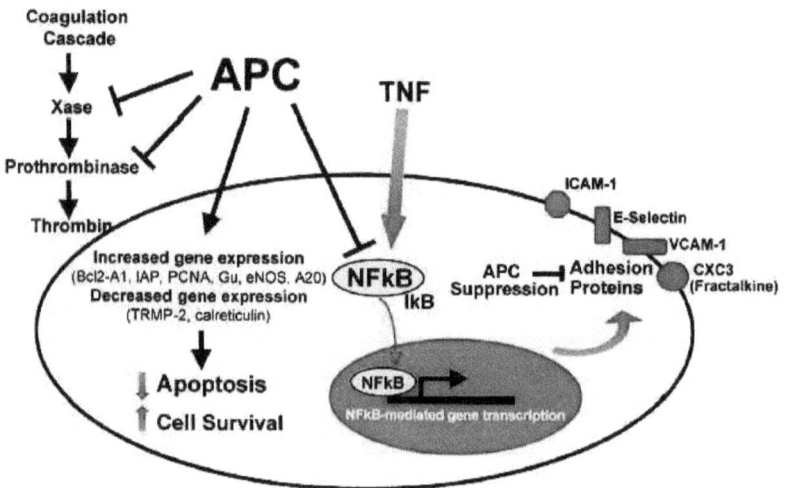

Figure13:RôledelaPCadanslacelluleendothéliale,
d'aprèsJoyceetal.JBiolChem2001

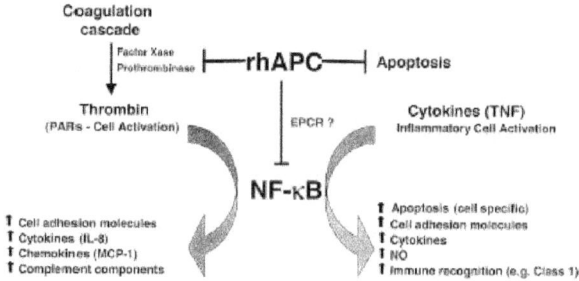

Figure14:ActionsdelarhAPCenréponseàuneinflammation,
d'aprèsJoyceetal.CritCareMed2002

4.3. Approchephysiopathologique

La dysfonction de la PC dans le sepsis est due à :

Une baisse de sa concentration plasmatique par diminution de sa synthèse et par une dégradation imputables aux élastases des polynucléaires neutrophiles.

Une contre régulation de l'expression de TM par les cytokines pro-inflammatoires.

L'étude de phase II de Kleijn et al., chez les enfants atteints de purpura fulminans ou de choc septique méningococcique, avait pour but de comparer différents niveaux d'apport en PC (27). Ce travail randomisé contre placebo était composé de quatre groupes : trois groupes de recharge en PC (50, 100 ou 150 UI / kg en bolus toutes les 6 heures pendant les 72 premières heures, puis toutes les 12 heures pendant 7 jours) et un groupe contrôle. Le pic de la PC était atteint en 30 à 60 min dans les groupes recevant une dose de PC. La conversion de la PC en PCa était observée dans les trois groupes, et ce, de manière dose-dépendante. Ce taux de PCa recouvrait son niveau plasmatique basal en moins de 6 heures après la dernière injection. Une dose cumulée de 600 UI / kg / j semblait nécessaire pour maintenir l'activation de PC, et le maintien d'un taux de PCa élevé nécessite un bolus de PC plus fréquent (moins de 6 heures).

Cette augmentation de PCa est suffisante pour retrouver un niveau de D-dimères normal, mais insuffisant pour compenser les autres anomalies de la coagulation et de l'inflammation (augmentation de PAI-1 et des cytokines). En revanche, aucun effet secondaire grave n'était constaté, et ce, quelque soit la concentration de PC injectée.

Plus récemment, une étude rétrospective de Fourrier et al., rapportait les effets d'un apport combiné de PC et d'AT plasmatiques, dans un échantillon de 15 adultes et enfants victimes d'un purpura fulminans méningococcique (43). Le but de ce travail était de documenter les effets pharmacocinétiques au cours de la suppléance en PC et AT, ainsi que les doses nécessaires. L'ensemble des patients a reçu un bolus de 100 UI / kg en PC, suivi respectivement d'une perfusion de 100 UI / kg / j et de 100 UI / kg / 6 h dans le groupe d'adultes et d'enfants. L'AT était prescrite à une dose de 100-150 UI / kg / j pendant 4 jours après un bolus initial de 100 UI / kg. A l'admission, tous les patients présentaient un déficit sévère en AT, PC, et PS. Malgré la suppléance, les activités de la PC et de l'AT demeuraient basses chez la moitié des sujets traités à 24 et 36 h, et la normalisation de l'activité de la PC et de l'AT était observée chez les survivants à J3. Cette étude démontre que l'apport de PC et d'AT était insuffisant pour compenser la déplétion de ces facteurs induite par le sepsis. Les auteurs confirment les observations de Kleijn et al., et suggèrent qu'une suppléance en PC serait au minimum de 250 UI / kg en bolus suivi d'une perfusion de 200 UI / kg / j. Une étude de phase III randomisée, contrôlée, est néanmoins nécessaire, afin de démontrer que le traitement par PC réduit la morbi-mortalité, chez les patients atteints de purpura fulminans méningococcique.

Dans une autre étude, Aoki et al. ont réalisé un travail prospectif, randomisé, en double aveugle, afin de comparer l'innocuité et l'efficacité de la PCa et de l'héparine non fractionnée (HNF) dans le traitement de 132 patients victimes d'une CIVD (11). 63 patients reçoivent la

PCa (2,5 mg / kg / h) et 69 patients l'HNF (8 UI / kg / h) en intraveineux continu pendant 6 jours. 28 patients ont été exclus (14 dans chaque bras) : 5 patients n'avaient pas de CIVD, 13 patients ont interrompu le protocole dans les 3 jours et 10 patients ont violé le protocole. L'aggravation des saignements était observée après traitement chez 8 patients dans le bras HNF et aucun dans le bras PCa. Aucune différence significative n'était retrouvée sur la CIVD ni la dysfonction d'organe entre les deux groupes. En revanche, une majoration de la coagulation et de la fibrinolyse était retrouvée dans le bras PCa (p = 0,46). La mortalité à 28 jours était plus faible dans le groupe PCa (20,4 % versus 40 %, p < 0,05). Cependant, dans cette étude, seulement 6 patients en CIVD présentaient un sepsis sévère. Les résultats de cette étude comparative ne peuvent donc pas être extrapolés au sepsis sévère.

L'étude de phase III sur l'efficacité de la PCa dans le choc septique (PROWESS) sera détaillée ultérieurement.

D'autres bénéfices à l'utilisation de la PCa ont été retrouvés dans certaines pathologies aseptiques.

Plusieurs études ont observé une diminution du taux de PCa chez les patients en ALI et en SDRA (84, 99). Cette diminution du taux de PCa est associée à une augmentation du collagène dans le poumon. De plus, une faible activité de la PCa a été observée dans le lavage bronchoalvéolaire de modèles animaux en ALI ou en SDRA. La PCa inhibe le développement de la fibrose pulmonaire par inactivation de la coagulation associée à une diminution de la sécrétion de cytokines pro-inflammatoires, et à son activité pro-fibrinolytique.

IV. NOUVELLES APPROCHES THERAPEUTIQUES, LES ESPOIRS DECHUS...

1. Anti-inflammatoires

Pour de nombreux auteurs, le sepsis était une réponse inflammatoire non contrôlée de l'hôte.

Quelques études ont donc essayé, sans succès, de bloquer cette cascade inflammatoire. Les anti-inflammatoires semblaient constituer une classe thérapeutique de choix dans l'arsenal thérapeutique. Une méta analyse sur les études des corticostéroïdes dans le sepsis, à des doses variant de 100 à plus de 1 000 mg / jour de prednisone ou de prednisolone, retrouvait une augmentation de la mortalité (25). Une augmentation de la survie a été démontrée chez l'animal par le blocage de la cyclo-oxygénase avant le début du sepsis. La cyclo-oxygénase favorise la production d'acide arachidonique et donc de prostaglandines, dont le rôle physiopathologique n'est pas complètement élucidé dans les états infectieux. Bernard et al. se sont appuyés sur ces résultats afin de mener une étude randomisée, contre placebo, en double aveugle, visant à démontrer l'efficacité des anti-inflammatoires non stéroïdiens et plus particulièrement de l'ibuprofène dans le sepsis (18). 455 patients répondant à la définition du sepsis, ont reçu une injection de 10 mg / kg d'ibuprofène ou son placebo. Dans le bras ibuprofène, les taux de prostacycline et de thromboxane sont abaissés. Une diminution de la fièvre, de la tachycardie, de la consommation d'oxygène et du taux de lactates était constatée.

En revanche, l'ibuprofène ne réduit pas l'incidence ni la durée du choc septique ou du SDRA. L'absence de bénéfice en terme de survie à J28 conduit à ne pas utiliser d'AINS dans l'arsenal thérapeutique du sepsis.

2. Anti-LPS

2.1. Neutralisation del'endotoxine/LPS

Les premiers anticorps anti-endotoxine utilisés dans les essais cliniques étaient des immunoglobulines polyclonales obtenues à partir de sang de volontaires ayant reçu une vaccination par Escherichia coli inactivées 0111-J5. La première étude avec ce sérum montrait une diminution de la mortalité chez les patients porteurs d'infection documentée à germes Gram négatif (113). Afin de surmonter le problème posé par la préparation de ces immunoglobulines polyclonales, des anticorps anti-endotoxine monoclonaux ont été développés (HA-1A : nebacumab, Centocor, malvern, PA, USA et E5 : xana, Berkeley, CA, USA). Ces anticorps étaient des IgM monoclonaux murins pour E5 et humains pour HA-1A. Nebacumab semblait améliorer la survie à J28 dans le sous-groupe de patients avec une bactériémie à Gram négatif (114). Dans le sous-groupe bactériémie à Gram négatif, 47 patients du bras placebo présentaient un choc septique responsable de 27 décès (57 %) et 54 patients en choc septique dans le groupe anti HA-1A dont 18 décès (33 %) avec p = 0,017. Devant ces résultats, le nebacumab (Centoxin®) était accepté dès 1992 en Europe pour le traitement adjuvant des sepsis documentés à Gram négatif. Mais un an plus tard, l'autorisation était retirée devant les résultats de nouvelles études ne confirmant pas le bénéfice des analyses de sous-groupes (103, 5). En effet, dans le sous-groupe de patients n'ayant pas de bactériémie à Gram négatif, une augmentation non significative de la mortalité était constatée.

2.2. Modulation de la transduction du signal par le LPS sur le récepteur de l'endotoxine (CD$_{14}^+$)

Les souris knockout CD14 sont plus résistantes aux infections à Gram négatif, et leur susceptibilité aux germes Gram positif demeure inchangée. Récemment, dans une étude de phase II incluant 40 patients en sepsis sévère, l'injection d'anticorps monoclonaux anti-CD14 à la dose de 2 à 4 mg / kg pendant 4 jours était suffisante pour saturer plus de 90 % des récepteurs CD14 des monocytes pendant une semaine. Les anticorps étaient bien tolérés et aucune infection secondaire n'était constatée. Une diminution non significative du nombre de dysfonction d'organe était observée dans le bras anti-CD14. Mais cette étude peu puissante ne retrouvait aucune différence en terme de survie (93).

2.3. SubstitutiondeBPI(Bacterial/PermeabilityIncreasing Protein)

Le BPI appartient au groupe des peptides cationiques antibactériens, caractérisé par la neutralisation du LPS et sécrété par les granulocytes. L'étude de phase III la plus importante sur le BPI recombinant inclus 393 enfants atteints de sepsis méningococciques. Les enfants du bras BPI nécessitaient plus de produits sanguins et d'amputations, et présentaient plus de séquelles neurologiques que dans le groupe placebo. Aucun bénéfice significatif en terme de mortalité n'était retrouvé (7,5 % dans le groupe BPI versus 9,9 % dans le groupe placebo) (73).

2.4. AbsorptionsurcolonnedeLPSethémofiltration continue

L'hémodiafiltration continue (CVVHDF) permet l'élimination des cytokines pro-inflammatoires. L'étude de Cole et al. compare la CVVHDF à haut débit avec CVVHDF standard (24). On observe une diminution des concentrations en C_3a, C_5a et Il10 dans les deux groupes. En revanche, on retrouve une diminution significative du taux d'Il8 et deTNF ainsi que les doses de vasopresseurs dans le bras haut débit. Cependant, aucune étude n'a démontré un bénéfice en terme de survie chez l'homme par CVVHDF à haut débit.

Les colonnes d'absorption ont été testées dans des études de phase I et II. Après analyse intermédiaire, le processus était poursuivi seulement chez les patients en sepsis sévère consécutif à une péritonite. Une réduction de la mortalité de 2,3 % était retrouvée (RR 8,3 %) (105). Devant ces résultats, il est prévu une nouvelle étude de suivi.

3. Inhibition de la NO synthase

La production accrue de NO joue un rôle important dans le développement de la vasoplégie au cours du choc septique. Chez l'adulte sain, le NO est produit constamment à faibles concentrations par la cNOS (NO synthase calcium-dépendante) à partir de son substrat, la L-arginine. Cette enzyme, véritable pierre angulaire du contrôle de la tonicité vasculaire, est retrouvée dans les cellules endothéliales. En revanche, dans les états septiques, les endotoxines et les cytokines induisent une surexpression de cette même enzyme. Cette surproduction de NO est responsable de l'hypotension, de la diminution de réponse aux vasopresseurs, et au développement de dysfonction d'organe. Il semble donc licite de limiter l'activité de la NOS au cours du sepsis.

Le NG-méthyl-L-arginine hydrochloride (546C88) est un inhibiteur spécifique de la NOS. Plusieurs travaux de phase II confirment le bénéfice tensionnel de cet inhibiteur, mais au détriment d'une chute de l'index cardiaque et d'un risque d'hypertension artérielle pulmonaire, ainsi qu'une baisse de l'extraction tissulaire en oxygène (13, 110). Mais cette nouvelle voie thérapeutique se révèle également être une impasse. L'étude de phase III multicentrique, randomisée, en double aveugle, contrôlée contre placebo, réalisée parmi une cohorte de 797 patients, a définitivement scellée l'avenir de cette molécule. A J28, le taux de mortalité était respectivement de 59 % (259 sur 439) et de 49 % (174 sur 358) dans le bras 546C88 et le bras placebo (p < 0,001) (76). Cette étude sera interrompue lors de l'analyse intermédiaire.

4. Neutralisation des cytokines

Les connaissances cliniques et expérimentales actuelles témoignent du rôle primordial des cytokines pro-inflammatoires, telles que le TNF et l'Ill dans le sepsis sévère. Les effets du TNF sont médiés par les récepteurs à la surface cellulaire. Deux principaux récepteurs au TNF ont été isolés : le récepteur de type I (55 kd) et celui de type II (75 kd). Au cours du sepsis, les concentrations plasmatiques de TNF et d'Ill sont corrélées au degré d'inflammation ainsi qu'à la mortalité (21). Sur cette base physiopathologique du sepsis, de nombreux anticorps monoclonaux anti-TNF ont été développés. Des protéines solubles, constituées d'une portion extracellulaire des récepteurs de type I ou II, fusionnées avec une portion Fc d'IgG1 humains (afin de prolonger leur demi-vie), ont démontré une efficacité dans les modèles animaux de sepsis à bactérie Gram positif et négatif.

Une méta-analyse sur 8 631 patients atteints de sepsis et ayant reçu des anti-TNF, a retrouvé une diminution faible mais significative de la mortalité (2 % ; RR 0,92 ; IC 95 % 0,88-0,99 ; p = 0,03) (95). Dans le sous-groupe de patients en choc septique, un plus large bénéfice était constaté (5 % de réduction de mortalité).

L'étude clinique de phase II des anti-TNF a confirmé leur inocuité (41). L'étude multicentrique d'Abraham et al. randomisée et contrôlée, a inclus 994 patients en choc septique (3). Trois bras étaient constitués : deux groupes anti-TNF (à deux posologies différentes) et un groupe control. L'absence de réduction significative du taux de mortalité à J28 a condamné cette nouvelle approche dans le sepsis. Les anti-TNF on définitivement été abandonnés suite à l'essai de phase III de Fisher et al (39). Non seulement ce nouvel espoir thérapeutique se révélait inefficace dans les groupes à faible concentration, mais une augmentation de la mortalité était démontrée dans le bras recevant les plus fortes posologies d'anti-TNF (1,5 mg / kg).

Parallèlement, les études sur les antagonistes des récepteurs à l'Il1 n'ont pas montré non plus un bénéfice significatif sur la mortalité à J28 chez les patients en sepsis sévère ou en choc septique. Dans un travail multicentrique de phase III, Fisher et al., n'avaient pas retrouvé de bénéfice sur la mortalité, mais les résultats d'analyses rétrospectives étaient contradictoires (40). Quelques années plus tard, l'étude de Opal et al. multicentrique, randomisée, contrôlée contre placebo, incluant 696 patients, a été interrompue après analyse intermédiaire (87). L'objectif principal n'ayant pas été atteint. A J28, le taux de mortalité était respectivement de 33,1 % dans le groupe anti récepteur à l'Il1 et 36,4 % dans le groupe control (p = 0,36).

Devant le faible bénéfice des études visant à neutraliser les cytokines, en comparaison aux études animales, se pose le problème de la réalisation de modèles animaux adéquate dans le sepsis. En effet, dans les travaux chez l'animal et le volontaire sain, des doses importantes de LPS sont injectées, provoquant une libération brutale de cytokines pro-inflammatoires. Cette situation correspond plus à une intoxication par LPS qu'à une infection, excepté dans le purpura fulminans méningococcique.

De plus, les taux de TNF et d'Il1 atteignent leur pic de concentration très précocement dans le sepsis après le début des symptômes, et régressent également très rapidement. La fenêtre thérapeutique est donc très étroite pour instituer cette option thérapeutique. C'est pourquoi il est essentiel de diagnostiquer et de prendre en charge les patients atteints de sepsis sévère le plus tôt possible.

Un dernier point obscur issu de ces traitements concerne leurs effets secondaires non négligeables, avec surtout des complications infectieuses par inactivation des mécanismes de défense innée.

L'ensemble de ces résultats a conduit à l'abandon de cette voie thérapeutique adjuvante dans le sepsis.

5. Stratégies thérapeutiques anticoagulantes et anti-fibrinolytiques

5.1. TFPI

Le FT joue un rôle primordial dans l'initiation de la cascade de la coagulation du sepsis. Son activité est contrebalancée par le TFPI. Les activités du TFPI, de l'AT et de la PC, sont diminuées dès la phase précoce du sepsis. Il semble donc logique de substituer ces différents auteurs de la coagulation en cas d'agression.

Une étude de phase II incluant 210 patients en sepsis sévère et recevant du TFPI a permis de réduire le taux d'Il6 (2). En 2001 a pris fin une étude de phase III qui ne retrouve aucun bénéfice en terme de mortalité à la substitution de TFPI (1).

5.2. AT

L'administration d'AT chez les patients en choc septique compliqués d'une CIVD, a montré un bénéfice en terme de survie. Cependant le faible effectif inclus dans cette étude ne permet pas de conclure à une efficacité statistiquement significative (42).

L'étude KyberSept a inversé la tendance (109). Cette étude multicentrique, randomisée, contrôlée contre placebo, a étudié la réduction de mortalité et l'innocuité d'une substitution en AT dans le sepsis sévère. Le but était de maintenir un taux d'AT supraphysiologique ($\sim$ 200 %) durant les quatre premiers jours du sepsis sévère. Au total, 2 314 patients ont été inclus. Aucun bénéfice sur la mortalité n'a été retrouvé. De plus, les complications hémorragiques étaient plus fréquentes en présence d'HNF (23,8 % versus 13,5 % sans HNF; $p < 0,001$). Dans le sous-groupe de 698 ne recevant pas d'HNF, la mortalité à J28 n'était pas significativement plus basse dans le groupe AT (37,8 % versus 43,6 % dans le groupe placebo ; $p = 0,08$), mais ce bénéfice devient significatif à J90 (44,9 % versus 52,5 % ; $p = 0,03$).

Cependant, par manque de puissance, l'analyse de sous-groupe ne peut pas être interprétée comme une preuve d'efficacité de l'AT sans HNF dans le traitement du sepsis sévère ou du choc septique. Les résultats de ce travail continuent à être débattus par de nombreux experts (89). Mais actuellement, l'AT ne peut être recommandée comme traitement adjuvant du sepsis.

5.3. HNF

Le rôle de l'HNF dans le traitement du sepsis est loin d'être élucidé. Davidson et al. ont publié une analyse post hoc sur l'étude PROWESS et KyberSept (26). Bien qu'il s'agisse d'analyses de sous groupe, les résultats suggèrent un effet bénéfique de l'HNF sur la mortalité induite par le sepsis, en particulier chez les patients se compliquant de CIVD. Il faut cependant garder à l'esprit le risque hémorragique, surtout qu'aucune posologie d'HNF n'est recommandée dans le sepsis. Malgré l'absence de certitude sur l'efficacité potentielle de l'HNF dans le sepsis, de nombreuses équipes maintiennent sa prescription entre 200 et 600 UI / h, équivalente à une dose préventive de la maladie thromboembolique.

5.4. PAF

Le PAF (Platelet Activating Factor), phospholipide pro-inflammatoire et pro-coagulant puissant, a également été choisi comme cible dans le sepsis. Le PAF est synthétisé par de nombreuses cellules (leucocytes, cellules myéloïdes, plaquettes, mastocytes, cellules endothéliales). L'augmentation de concentration du PAF peut contribuer à majorer les effets délétères de l'inflammation systémique dans la physiopathologie du sepsis sévère. Une étude de phase III sur les antagonistes aux récepteurs PAF n'a trouvé aucun bénéfice en terme de survie (34). Une autre cible a été évaluée, il s'agit de la PAF-acétylhydrolase (PAF-AH) qui appartient à la famille des phospholipases A2. Cette enzyme permet d'inhiber l'activité du

PAF en limitant sa demi-vie sérique en quelques minutes. Or la concentration sérique de la PAF-AH est abaissée dans le sepsis par les médiateurs de l'inflammation qui réduisent la transcription du gène de la PAF-AH. Une PAF-AH recombinante humaine a été testée chez les patients en sepsis sévère dans une large étude de phase III multicentrique, randomisée, contre placebo (90). L'étude a été interrompue après la deuxième analyse intermédiaire alors que 1 425 patients étaient inclus. L'objectif principal, à savoir la survie à J28, n'était pas atteint.

Le traitement par PAF-AH était bien toléré mais la diminution de mortalité à J28 n'était pas significative (25 % versus 24 % ; p = 0,8) (RR 1,03 ; IC 95 % 0,85-1,25).

V. ESPOIRS SUSCITES PAR PCa : L'ETUDE PROWESS

1. Propriétés pharmacodynamiques

La drotrécogine alfa (activée) est une version recombinante de la PCa endogène, produite par génie génétique à partir d'une lignée cellulaire humaine (cellules rénales embryonnaires humaines : HEK-293). Elle ne diffère de la PCa naturelle plasmatique que par un seul oligosaccharide situé dans la portion carbohydratée de la molécule.

Dans les essais cliniques contrôlés versus placebo chez des patients présentant un sepsis sévère, la PCa recombinante (rPCa) a exercé un effet anti-thrombotique en limitant la formation de thrombine et a amélioré la coagulopathie associée au sepsis. La rPCa a induit une baisse plus rapide des marqueurs thrombotiques tels que les taux de D-dimères, de fragments 1 + 2 de la pro-thrombine et du complexe thrombine-anti-thrombine, ainsi qu'une augmentation plus rapide des taux de PC et d'AT. La rPCa a également restauré les propriétés fibrinolytiques endogènes, ce qui s'est traduit par une tendance plus rapide à la normalisation des taux de plasminogène et une diminution plus rapide des taux de PAI-1. De plus, les patients en sepsis sévère traités par la rPCa ont eu une diminution plus rapide des taux d'Il6, en relation avec une diminution de la réponse inflammatoire.

2. Propriétés pharmacocinétiques

La drotrécogine alfa (activée) et la PCa humaine endogène sont inactivées dans le plasma par des inhibiteurs de protéase endogènes, mais le mécanisme de clairance plasmatique n'est pas connu. Les concentrations plasmatiques de PCa endogène chez les sujets sains et chez les sujets avec un sepsis sévère sont généralement en dessous des limites de détection (< 5 ng / ml) et n'influent pas de manière significative sur les propriétés pharmacocinétiques de la drotrécogine alfa (activée).

Chez les sujets sains, l'état d'équilibre est atteint à plus de 90 % dans les 2 heures qui suivent le début d'une perfusion intraveineuse à débit constant de rPCa. Au terme de la perfusion, la décroissance des concentrations plasmatiques en drotrécogine alfa (activée) est biphasique et elle comprend une phase initiale rapide ($t_{1/2}$ = 13 minutes) et une deuxième phase plus lente ($t_{1/2}$ = 1,6 heures). La demi-vie courte de 13 minutes compte pour environ 80 % de l'aire sous la courbe de la concentration plasmatique, et est responsable de l'accumulation initiale rapide des concentrations plasmatiques en drotrécogine alfa (activée) conduisant vers l'état d'équilibre. Les concentrations plasmatiques en drotrécogine alfa (activée) à l'état d'équilibre sont proportionnelles au débit de perfusion dans une fourchette de débit de perfusion allant de 12 g / kg / h à 48 g / kg / h. La concentration plasmatique moyenne de la drotrécogine alfa (activée) à l'état d'équilibre chez les sujets sains recevant 24 g / kg / h est de 72 ng / ml (35, 78).

Le profil pharmacocinétique de la drotrécogine alfa (activée) est caractérisé par l'obtention d'un état d'équilibre des concentrations plasmatiques dans les 2 heures qui suivent le début de la perfusion. Pour la majorité des patients, les mesures de la concentration de la PCa 2 heures après la fin de la perfusion sont en dessous des limites quantifiables, évoquant une élimination rapide de la rPCa de la circulation systémique.

3. PROWESS

L'efficacité clinique et la tolérance de la rPCa (Xigris®, Eli Lilly & Company) ont été évaluées dans une étude de phase III, internationale, multicentrique, randomisée, en double aveugle et contrôlée versus placebo : il s'agit de l'étude PROWESS (17, 15). Cette étude a été menée chez des adultes atteints de sepsis sévère de juillet 1998 à juin 2000. Les critères d'inclusion et d'exclusion sont très bien définis dans les annexes 1 et 2, ils respectent la clause d'ambivalence qui exige que tous les sujets puissent recevoir aussi bien l'un que l'autre des traitements étudiés (rPCa ou placebo). Il n'y a pas de contre-indication au placebo, les contre-indications de la rPCa sont les troubles de la coagulation et les traitements anti-thrombotiques. Après obtention du consentement éclairé, les patients ont été randomisés en 2 groupes, l'un recevant la rPCa à la dose de 24 µg / kg / h (n = 850) et l'autre le placebo (n = 840) pendant 96 heures. Les patients étaient suivis pendant 28 jours après l'administration du produit ou jusqu'au décès. Les deux groupes ont également reçu un traitement conventionnel optimal, à savoir la prescription d'antibiotiques adéquats, le contrôle de la porte d'entrée de l'infection et les traitements de suppléance (remplissage, inotropes, vasopresseurs, et support des organes défaillants). La population en intention de traiter, définie par l'ensemble des patients ayant déjà reçu le produit de l'étude quelque soit la durée, comportait 1 690 sujets. Le principal critère de jugement défini de façon prospective était la survenue d'un décès quel qu'en soit la cause après le début de la perfusion. Ne pouvaient être inclus dans l'étude les patients à haut risque hémorragique et ceux qui risquaient de mourir de co-morbidités non liées au sepsis pendant la période de suivi de 28 jours. L'emploi de corticoïdes n'était ni spécifié ni contre-indiqué par le protocole. Une héparinothérapie en prévention de la thrombose veineuse profonde (< 15 000 UI / j) était autorisée. Bien que leur utilisation ait été recueillie, la dose exacte et le type de corticoïdes ou d'héparine utilisés n'étaient pas précisés.

Approximativement deux tiers des patients ont reçu une dose prophylactique d'héparine pendant la période de l'étude. Le taux de mortalité chez les patients recevant de la rPCa et une dose prophylactique concomitante d'héparine était de 24,9 % et le taux de mortalité chez les patients recevant le placebo et une dose prophylactique d'héparine concomitante était de 28,1 % (p = 0,20). Il existe une incertitude sur le fait que l'héparine puisse interférer sur l'activité de la rPCa. L'effet de faible dose d'héparine sur l'efficacité de la rPCa n'a pas été évalué dans des essais cliniques spécifiques randomisés contrôlés.

Les patients traités par rPCa ont présenté une amélioration de la survie à J28 par rapport au groupe placebo. A J28, les taux de mortalité étaient respectivement de 24,7 % (210 patients sur 850) et de 30,8 % (259 patients sur 840), dans le groupe rPCa et placebo. Cette différence entre les taux de mortalité toutes causes confondues dans les deux groupes de traitement a été significative (p = 0,005), et a été associée à une réduction absolue du risque de mortalité de 6,1 %. Une réduction absolue de mortalité était limitée au sous-groupe de patients les plus graves, c'est-à-dire ayant un score APACHE II > 25 avec au moins deux défaillances d'organe à l'entrée dans l'étude. La fréquence des sujets ayant eu au moins un effet secondaire n'est pas différente entre les deux groupes. La fréquence des sujets qui ont eu une hémorragie importante a été plus élevée dans le groupe traité que dans le groupe placebo. Il est précisé dans l'étude que ces incidents n'ont été observés que durant la perfusion de rPCa, et que dans les deux groupes, les hémorragies sont survenues principalement chez les sujets prédisposés aux saignements. Ainsi, le pourcentage de patients ayant présenté un évènement hémorragique grave pendant la période de perfusion, a été statistiquement plus élevé dans le groupe rPCa que dans le groupe placebo (respectivement 2,4 % versus 1,0 % ; p = 0,024).

L'étude PROWESS conclut que le traitement par rPCa réduit significativement la mortalité chez les patients atteints de sepsis sévère et peut-être associé à une augmentation du risque hémorragique. Au vue de ces résultats la FDA (Food and Drug Administration) a accordé au Xigris® une autorisation de mise sur le marché en novembre 2001, puis l'EMEA (Agence Européenne pour l'Evaluation des Médicaments) a approuvé l'enregistrement de la drotrécogine alfa (activée) dans le traitement du sepsis sévère de l'adulte avec plusieurs défaillances d'organes (au moins deux défaillances d'organe, d'après les critères d'inclusion de PROWESS) en août 2002.

VI. PREMISS

1. But de l'essai

L'efficacité de la molécule ayant été démontrée dans l'étude PROWESS, un nouvel essai randomisé n'était pas envisageable.

L'étude PREMISS (Protocole en Réanimation d'Evaluation Médico-Economique d'une Innovation dans le Sepsis Sévère) a pour but d'évaluer les coûts et l'efficacité observationnelle de la production de la rPCa dans le traitement des sepsis sévères et des chocs septiques en réanimation.

L'objectif principal est d'estimer le coût d'un choix en faveur de la drotrécogine alfa dans le traitement du sepsis sévère en réanimation par rapport au coût observé lorsque les équipes s'abstiennent de prendre une telle décision. L'étude porte sur un ensemble de services de réanimation publics quel que soit leur statut administratif (Centres Hospitaliers Universitaires ou Centres Hospitaliers) et leur localisation géographique. L'objectif secondaire sera de calculer le rapport coût / efficacité de la prise en charge des patients en état septique, traités par rPCa, en prenant en compte son effet sur la durée de séjour, les défaillances d'organes, et les autres gestes thérapeutiques effectués pendant le séjour, les complications éventuelles du traitement, et la mortalité, par comparaison à une cohorte de malades traités antérieurement dans les mêmes unités de réanimation.

2. Méthodes

Les estimations de coûts seront conduites essentiellement à partir des fonctions de régression linéaire déjà validées en région parisienne dans le cadre de la base de données Cub-Réa et à l'hôpital Henri Mondor. Les méthodologies statistiques de l'étude « Avant / Après » permettent d'identifier des groupes homogènes de patients, de hiérarchiser les caractéristiques qui les différencient, et de contrôler les facteurs de confusion qui pourraient biaiser les conclusions.

3. Schéma de l'étude

L'étude est de type « Avant / Après », la population étudiée étant constituée d'une part des patients ayant un sepsis sévère traité antérieurement à la mise à disposition du produit pendant une période de 3 mois puis des malades traités pendant une période de 6 mois ; l'ensemble des malades inclus remplissant les indications du traitement. La phase Avant qui s'étend d'octobre 2002 à janvier 2003 doit inclure 600 patients, et la phase Après de janvier 2003 à décembre 2004 qui doit inclure 800 patients. La phase Avant a débuté avant la mise à disposition de la molécule. La base de données de la base Avant a été clôturée au sein de chaque service lorsque la phase Après a commencé. Le point de départ de la phase Après correspond à la première utilisation du produit dans le cadre du programme de soutien aux innovations diagnostiques et thérapeutiques coûteuses dans les services participant à l'étude.

Les critères d'appariement sont sélectionnés sur la base des relations qui les lient au critère de jugement principal : la mortalité en réanimation. Les cinq critères adoptés sont :

Le type d'admission (médicale, chirurgicale, traumatique)

La gravité de la pathologie sous jacente (score de Mc Cabe)

La sévérité à l'admission en réanimation (IGS II = Indice de Gravité Simplifié)

Le diagnostic principal d'admission (défaillance d'organe) et la pathologie associée

Le nombre de défaillances (LODS = Logistic Organ Dysfunction System) dans les 24 heures du diagnostic de sepsis sévère.

Cette étude sera associée à une étude micro-économique de coût comparant les sujets effectivement exposés au traitement par rPCa à des témoins appariés traités au cours de la phase Avant précédant la mise à disposition du produit ou accessible rétrospectivement à partir des derniers dossiers médicaux dans le cadre d'une étude cas-témoin. Les patients traités et non traités seront appariés sur les diagnostics, les index de sévérité, les caractéristiques de l'infection et les dysfonctions d'organes initialement associées à l'état septique. Les malades seront suivis jusqu'à leur sortie de l'hôpital.

Pour qu'une telle évaluation médico-économique soit valide, il importe que la nature de l'intervention soit bien définie et standardisée, que l'échantillon retenu soit aussi large que possible et que le recueil de données soit très proche des conditions de la pratique quotidienne.

En résumé, le schéma de l'étude retenu comporte deux volets : une large étude « Avant / Après » de cohorte quasi-expérimentale qui évalue les coûts de façon prospective, et une étude cas-témoin qui les évalue de façon rétrospective.

VII. DISCUSSION DE PREMISS AU CHU DE CAEN

Le travail proposé est une étude cas-témoin, rétrospective parmi une population atteint de choc septique avec plusieurs défaillances d'organes. Chaque patient a bénéficié d'un traitement conventionnel optimal, à savoir la prescription d'antibiotiques adéquats, le contrôle de la porte d'entrée de l'infection et les traitements de suppléance (remplissage, inotropes, vasopresseurs, et support des organes défaillants). La cohorte est constituée de patients hospitalisés en réanimation chirurgicale et médicale au CHU de Caen entre octobre 2002 et mars 2004. Cet échantillon est constitué de deux groupes. Le premier bras « Avant » ne reçoit pas de drotrécogine alfa, et le deuxième « Après » en bénéficie à la posologie de 24 µg / kg / h pendant 96 heures en respectant les critères d'AMM. L'administration de rPCa a lieu dans les 48 heures qui suivent le diagnostic sepsis sévère ou de choc septique associés à au moins 2 défaillances d'organe. L'ensemble de l'échantillon est suivi jusqu'à J28.

1. Résultats

Patients	Xigris®	Sexe	Age	IGS II	LODS	HSHC	EER	Anti-coagulants	Hémorragies	J 28
M1	-	F	69	74	14	+	-	HNF	-	1
M2	-	M	76	71	14	-	HDI	HBPM	-	1
M3	-	M	67	66	12	+	HDI CVVHDF	HNF	-	0
M4	-	M	55	64	12	+	HDI CVVHDF	HNF / HBPM / Danaparoïde	Intra-péritonéal	0
M5	-	M	70	51	9	-	-	HNF / HBPM	-	1
M6	-	M	82	74	12	+	-	HNF / HBPM	Intra-cérébral	0
C1	-	F	77	52	10	+	-	-	-	1
C2	-	M	74	63	11	-	HDI CVVHDF	HNF	Site opératoire	1
C3	-	F	58	25	4	-	-	HNF	-	1
C4	-	F	51	38	8	+	CVVHDF	HNF	-	0
C5	-	F	80	44	5	-	-	HNF	-	1
C6	-	M	80	59	6	-	-	HBPM	-	0
C7	-	F	66	56	7	+	-	HNF / HBPM	-	1
M7	+	F	72	51	4	+	-	HNF	-	1
M8	+	M	52	32	4	+	-	-	-	1
M9	+	M	67	45	7	+	CVVHDF	HNF	-	0
M10	+	M	48	68	12	+	HDI CVVHDF	HNF / Danaparoïde	-	0
M11	+	M	71	64	12	+	HDI CVVHDF	HNF / HBPM	Gastro-intestinal*	1
C8	+	M	72	64	10	+	HDI	HBPM	-	0
C9	+	M	43	42	7	+	HDI	HBPM	-	1
C10	+	F	69	40	9	+	-	HNF	-	1
C11	+	F	69	61	10	-	-	HBPM	-	1
C12	+	F	73	57	9	+	CVVHDF	HNF / HBPM	-	1
C13	+	F	75	61	9	+	HDI	HNF	-	0
C14	+	F	70	38	7	+	-	HBPM	-	1
C15	+	F	71	57	10	+	HDI	HNF / Danaparoïde	Rétro-péritonéal**	1
C16	+	M	67	66	10	+	HDI	HNF / HBPM	Gastro-intestinal**	1

TableauII:Caractéristiques despatients
* à J17 post fin perfusion Xigris®, ** à J6 post fin perfusion Xigris®
M : patients médicaux, C : patients chirurgicaux

Au total, 27 patients ont été inclus, dont 13 dans le bras Avant et 14 dans le bras Après.

	AVANT (n=13)	APRES (n=14)	valeurdeP
Age	70 [51-82]	69 [43-75]	0,33
Sexe masculin	7	7	1
Type d'admission			
Médecine	6	5	0,87
Chirurgie	7	9	
Antécédents			
Cardiopathie	0	1	
BPCO	1	0	0,55
Insuffisance rénale	3	3	
Immunodépression	3	4	
IGS II	56 [25-74]	57 [38-68]	0,46
LODS	9 [4-14]	9 [4-12]	0,39
Fréquence cardiaque	130 [95-150]	130 [95-160]	1
Pression artérielle moyenne	65 [55-80]	80 [40-95]	0,41
Nombre de décès	5	4	0,89

TableauIII:PopulationetGravité

On constate que les deux groupes sont homogènes. La répartition en fonction de l'âge et de la sex-ratio est comparable. Tous les patients inclus étaient en choc septique avec au moins deux défaillances d'organe. La cohorte présente des indices de gravité élevés avec respectivement dans les bras Avant et Après: IGS II 56 [25-74] et 57 [38-68], ainsi que le LODS 9 [4-14] et 9 [4-12]. La rPCa bien que débutée précocement, a néanmoins été utilisée chez des patients au pronostic sombre. Malgré tout, seulement 4 décès parmi les 14 sont constatés. Parallèlement, 5 décès sont à déplorer parmi les 13 patients du groupe Avant. Aucune conclusion ne doit être tirée de part le faible échantillon (p = 0,89).

Un autre point marquant concerne les antécédents. En effet, bien que l'âge moyen soit respectivement de 66 et 70 ans, et que la moitié du groupe soit constituée d'hommes, on peut s'étonner du fait qu'un seul patient présente une cardiopathie connue (ischémique) lorsque l'on connaît la fréquence de cette pathologie dans cette tranche d'âge.

En revanche, il faut pondérer la fréquence de l'immunodépression. Conformément à l'AMM, aucun patient n'était porteur du virus de l'immunodéficience humaine (VIH) associé à un taux de $CD_4 \leq 50$ cellules / mm^3, et aucun patient n'était transplanté, ni greffé de moelle osseuse. Bien que six d'entre eux souffraient d'une insuffisance rénale chronique, aucun ne nécessitait d'hémodialyse ni de dialyse péritonéale. Parmi les sujets étiquetés « immunodéprimés », trois sont porteurs d'un diabète (2 de type I et 1 de type II), et deux patients avaient une corticothérapie au long cours (un dans chaque bras) et enfin un patient dans le groupe Avant était sous immunosuppresseurs pour une greffe rénale.

	AVANT (n=13)	APRES (n=14)
Site de l'infection		
Poumons	8	4
Intra abdominal	5	7
Appareil uro-génital	1	2
Tissus mous	0	1
Hémocultures isolées	0	2
Germe mis en évidence		
Cocci Gram +		
Streptococcus pneumoniae	1	1
Staphylococcus aureus	1	1
Enterococcus faecalis	1	2
Bacilles Gram -		
Escherichia coli	4	4
Proteus mirabilis	1	0
Pseudomonas aeruginosa	0	1
Klebsiella oxytoca	0	1
Enterobacter aerogenes	0	1
Anaérobies		
Bacteroides fragilis	0	1
Non déterminé	6	6

Tableau IV : Sites d'infection et Germes

L'origine intra abdominale et pulmonaire correspond respectivement, aux sites d'infection les plus fréquents, pour les patients « chirurgicaux » et « médicaux ». Ainsi 12 patients admis en réanimation chirurgicale souffrent d'un choc septique à point de départ intra abdominal, dont 5 sujets dans le bras Avant et 7 dans le bras Après. Parallèlement, les 9 patients médicaux se décomposent en 6 et 3 respectivement dans le groupe Avant et Après. Enfin 2 patients admis en réanimation médicale recevant de la rPCa souffraient d'une septicémie primaire. Parmi les germes identifiés, les Gram négatif sont les plus fréquents avec une prédominance d'Escherichia coli, répartis de manière homogène dans les deux groupes. Les trois autres chocs septiques à bacilles Gram négatif dans le groupe Après sont des germes nosocomiaux.

Il s'agit de patients transférés d'autres unités hospitalières. Malgré les bilans bactériologiques exhaustifs, 12 chocs septiques ne sont pas documentés.

	AVANT (n=13)	APRES (n=14)
Ventilation mécanique	13	14
durée (j)	13 [1-122]	18,5 [2-124]
PaO$_2$ / FiO$_2$ < 200 mmHg (n)	11	12
Remplissage > 50 ml / kg / 1er jour	0	1
Drogues vasopressives		
Dopamine	3	1
dose maximale (mg / h)	81 [45-117]	104
durée (j)	2	1
Dobutamine	9	14
dose maximale (mg / h)	14 [3-81]	35,7 [11-105]
durée (j)	3,5 [2-13]	7 [3-34]
Norépinéphrine	13	14
dose maximale (mg / h)	7,5 [1,2-30]	8 [0,4-30]
durée (j)	5,5 [3-17]	6 [3-19]
Epinéphrine	2	1
dose maximale (mg / h)	12,2	8
durée(j)	1,5	1
Corticoïdes	7	13
Epuration extra-rénale	4	7
Hémodialyse intermittente	4	7
nombre de scéances	3,5 [3-7]	5,5 [4-42]
Hémofiltration continue	4	4
durée (j)	2 [1-5]	3,5 [3-13]

TableauV:AminesetEER

Sur ce nouveau tableau, on constate que l'ensemble de la cohorte a bénéficié d'une ventilation assistée, ce qui est en accord avec la gravité des patients à l'entrée (indice de gravité élevé).

La norépinéphrine reste la drogue vasopressive de référence dans le choc septique, en accord avec les recommandations actuelles (83, 67). L'épinéphrine est utilisée en deuxième intention, après échec de la norépinéphrine, seule ou en association. Dans l'échantillon étudié, trois patients ont nécessité une association norépinéphrine-épinéphrine, conséquence d'un choc septique réfractaire.

Malgré des antécédents cardio-vasculaires présents seulement chez un sujet du groupe Après, on constate que la perfusion de dobutamine concerne respectivement 9 et 14 patients des bras Avant et Après. Nous reviendrons sur ce point au cours de la discussion.

En ce qui concerne les corticoïdes, les pratiques suivaient les recommandations concernant l'insuffisance surrénale relative développée au cours du sepsis sévère et du choc septique dans le groupe Après (9). 13 patients parmi les 14 ont reçu une dose intraveineuse de 200 à 300 mg / j d'hémisuccinate d'hydrocortisone. Seulement 7 patients ont bénéficié de cette thérapie adjuvante dans le groupe Avant. Les pratiques concernant la corticothérapie se heurtaient à cette époque à une certaine frilosité des praticiens.

Concernant l'insuffisance rénale, 3 patients dans chaque bras étaient porteurs d'insuffisance rénale chronique sans assistance extra-rénale. Dans le groupe Avant, 4 patients ont nécessité une épuration extra-rénale. Ils ont tous bénéficié de séances d'hémodialyse intermittente en alternance avec l'hémofiltration continue. L'assistance extra-rénale a été nécessaire pour la moitié du groupe Après. Parmi ce sous-groupe, tous ont bénéficié de séances d'hémodialyse intermittente et quatre d'entre eux d'hémofiltration continue, car mieux tolérées sur le plan hémodynamique.

	AVANT (n=13)	APRES (n=14)
Anticoagulation		
Héparine non fractionnée	10	9
HBPM	6	7
Autres	1	2
Evènements hémorragiques		
intra-cérébral	1	0
gastro-intestinal	0	2
intra-péritonéal	1	0
rétro-péritonéal	0	1
site opératoire	1	0
Transfusion		
Culots globulaires		
nombre de patients	8	8
médiane	4,5 [3-24]	11 [5-22]
Culots plaquettaires		
nombre de patients	1	3
médiane	250	400 [400-3000]
Plasma frais congelé		
nombre de patients	0	2
médiane		2500

TableauVI:Complications

La majorité des patients a bénéficié d'une prévention de la maladie thrombo-embolique. L'héparine non fractionnée est la molécule la plus fréquemment utilisée, de part son faible coût et de sa facilité d'adaptation (TCA) surtout chez les patients victimes d'une défaillance rénale. Trois patients ont reçu du danaparoïde sodique, suite à une thrombopénie induite à l'héparine de type II documentée.

Nous nous intéressons à présent aux complications de la rPCa, avec, en particulier, le risque hémorragique. Le risque hémorragique s'étend pendant toute la durée de perfusion de rPCa. Tout d'abord, aucun accident hémorragique n'a été responsable du décès d'un patient dans le bras Après, avec en particulier aucune hémorragie intra-cérébrale à déplorer (risque hémorragique majeur de la drotrécogine alfa). Les saignements gastro-intestinaux sont les plus fréquents sur cette faible cohorte, mais aucun patient ne présentait d'antécédent d'ulcère gastro-duodénal. De plus, parmi les trois accidents hémorragiques du groupe Après, aucun n'est imputable à la rPCa puisqu'ils sont tous survenus à distance de la perfusion de rPCa (J6 post perfusion de Xigris® pour le saignement rétro-péritonéal et gastro-intestinal, et J17 pour le deuxième saignement gastro-intestinal). Parmi ces trois patients, tous étaient sous héparine lors des accidents hémorragiques. A noter que le saignement rétro-péritonéal est survenu chez un patient victime d'une thrombopénie induite par l'héparine de type II. En revanche, la transfusion de produits sanguins labiles a été simultanée à la perfusion de Xigris®, chez trois patients, qui paradoxalement n'ont pas présenté d'accident hémorragique. Le patient chirurgical ayant nécessité la transfusion d'importants volumes de produits sanguins, a bénéficié d'une reprise chirurgicale avec interruption ponctuelle de la perfusion de rPCa. Ce même patient a reçu le complément du traitement après l'intervention opératoire. La médiane de produits sanguins labiles transfusés est néanmoins plus importante dans le bras rPCa.

Dans le groupe Avant, l'administration d'héparine était contemporaine des trois syndromes hémorragiques. Une thrombopénie induite à l'héparine de type II documentée était responsable du saignement intra-péritonéal.

2. Discussion

L'ensemble de la cohorte a bénéficié d'une antibiothérapie probabiliste puis adaptée aux germes, à visée communautaire ou nosocomiale, en accord avec les recommandations de Kollef et al (65). Par ailleurs, certains des nouveaux traitements adjuvants détaillés précédemment ont trouvé leur place chez ces patients admis en réanimation au CHU de Caen.

La première remarque concerne l'homogénéité des deux groupes comparables. Les deux bras sont identiques, on ne retrouve aucune différence notable.

Les scores IGS II et LODS sont particulièrement élevés, ce qui témoigne du degré de gravité des patients à leur admission en réanimation. Les patients étaient déjà au stade de choc septique et non plus de sepsis sévère.

Le taux de mortalité des patients est respectivement de 38,4 % et de 28,6 %, dans le bras Avant et Après. Résultat à prendre avec précaution compte tenu du faible échantillon ($p = 0,89$). Cependant, ce chiffre est comparable aux données de la littérature (7). Néanmoins, on peut s'interroger sur l'efficacité propre de la rPCa, puisque le taux de mortalité est superposable aux travaux menés chez des patients atteints de sepsis sévère et bénéficiant d'un traitement conventionnel optimal sans rPCa.

La totalité des patients a nécessité une ventilation assistée, témoin d'une défaillance respiratoire dans la plupart des cas. En effet, 23 patients sur les 27 présentaient un rapport PaO2 / FiO2 < 200 mmHg, dont respectivement 11 (6 patients médicaux et 5 chirurgicaux) et 12 (4 patients médicaux et 8 chirurgicaux) dans les bras Avant et Après. Ce critère de SDRA, était pris en charge selon les recommandations actuelles (102). Or Suzuki et al., ont confirmé le rôle protecteur de la PCa dans le remodelage pulmonaire post inflammation (99). Matthay et al., ont démontré que dans le SDRA, les concentrations plasmatiques de PC étaient significativement plus basses versus le groupe control (84). Cette diminution de PC et de PCa dans l'espace intra-alvéolaire des patients victimes de SDRA, est associée à une activation de la coagulation in situ et à une accumulation de collagène dans les poumons (64). Une autre conséquence de la chute de PCa dans les SDRA, est la dysfonction du système fibrinolytique (46). L'inhibition du PAI-1 et par voie de conséquence, l'activation de la fibrinolyse, ainsi que ses propriétés anticoagulantes, semblent permettre à la PCa de limiter la fibrose pulmonaire du SDRA, consécutive à l'inflammation induite par le sepsis.

Parmi la cohorte étudiée, seulement la moitié du groupe Avant a bénéficié d'une corticothérapie. Les patients ne bénéficiaient pas alors de test à l'ACTH, à la recherche d'une insuffisance surrénale relative. Puis, les pratiques se sont adaptées à l'évolution médicale. Ainsi, dans le groupe Après, 13 patients sur les 14 ont reçu de l'hémisuccinate d'hydrocortisone, conformément aux recommandations d'Annane et al (9).

Un autre point à éclaircir concerne la glycémie. En effet, nous n'avons pas relevé les glycémies des patients hospitalisés. Le contrôle strict de la glycémie veineuse des patients septiques est une pratique récente, qui fait suite aux travaux de Van den Berghe (106). Au CHU de Caen, le contrôle glycémique est plus rigoureux depuis un an environ. Les objectifs recommandés par Van den Berghe n'étaient pas pris en compte parmi les 27 inclus.

Le délai de prise en charge des patients est également un paramètre primordial chez les patients en choc septique. Dans ce travail, nous ne connaissons pas les délais écoulés entre le début du sepsis sévère et la prise en charge. Actuellement, il est admis que le sepsis doit bénéficier d'une prise en charge hémodynamique rapide et optimale. Tout retard de prise en charge est préjudiciable. Les travaux de Rivers et al font partis des avancées récentes dans la conduite à tenir devant un sepsis sévère (94). Cette attitude thérapeutique plus agressive est actuellement recommandée dans les centres capables d'offrir les conditions requises d'EGDT aux urgences pour les patients en sepsis sévère ou en choc septique. Dans cette étude, l'objectif était de maintenir la PVC entre 8 et 12 mmHg, la PA moyenne > 65 mmHg, la diurèse $\geq$ 0,5 ml / kg, et la $SvcO_2$ > 70 % par expansion volémique (y compris par transfusion de culots globulaires) et par des catécholamines type dobutamine. Au CHU de Caen, cette attitude « agressive » est difficilement réalisable. La structure des urgences n'est pas adaptée pour monitorer un patient avec une PVC, une $SvcO_2$ et une PA sanglante. De plus, il existe toujours une certaine inertie entre le délai où le patient arrive aux urgences et le moment où il est admis en réanimation.

Revenons à présent sur la prescription large de dobutamine parmi l'échantillon étudié. Certains d'entre eux, déjà sous norépinéphrine, ont bénéficié de la dobutamine à visée 2 mimétique (3-5 µg / kg / min), dans le but de favoriser une redistribution de la vascularisation hépato-splanchnique. Cette attitude n'est actuellement plus recommandée (66). La dobutamine trouve néanmoins sa place parmi les 30 % de chocs septiques associés, après confirmation par méthode non invasive (échocardiographie) ou invasive (cathétérisme cardiaque droit), à une défaillance myocardique responsable d'un choc mixte (29). En effet, le choc septique est responsable d'une altération de la réponse adrénergique responsable de la défaillance myocardique (98). Toutefois, on peut se demander si la dobutamine administrée chez tous les patients ayant reçu de la rPCa (sans défaillance cardiaque documentée), n'a pas eu un rôle bénéfique sur le plan hémodynamique, au même titre que dans le travail de Rivers, où 14 % versus 0,8 % des patients control ont reçu de la dobutamine (p < 0,0001).

L'hémodynamique des patients était comparable dans les deux bras, avec une PAM > 65 mmHg sous norépinéphrine, en accord avec les travaux de Ledoux et al. (67), qui correspond à la limite d'autorégulation (aucun patient n'était hypertendu).

Il semble licite de se demander quel a été l'impact de la rPCa sur la défaillance cardio-vasculaire des patients en choc septique sous catécholamines. Pour répondre à cette question, il faut se référer au travail de Dhainaut et al. (33). Bien qu'il s'agisse d'une étude de sous-groupe de PROWESS, les auteurs retrouvent une résolution des défaillances cardio-vasculaires mais également respiratoire plus précoce (p < 0,001) au cours des 7 premiers jours dans le bras rPCa. La drotrécogine alfa a obtenu l'AMM pour les patients avec plusieurs défaillances d'organes, cependant, l'échantillon de PROWESS qui présentait au moins deux défaillances était trois fois plus important que le groupe avec une seule défaillance. De plus comme l'essai a été interrompu prématurément en raison de l'efficacité, le sous-groupe des patients avec une défaillance souffre d'une puissance statistiquement insuffisante. Le groupe avec plusieurs défaillances présentait un taux de mortalité à J28 respectivement de 33,9 % et 26,5 % dans les bras placebo et rPCa, pour une réduction absolue de la mortalité de 7,4 % (p = 0,006). Cette réduction absolue du risque de mortalité des patients traités par rPCa était croissant en fonction du nombre de défaillance d'organe à l'inclusion (1,7 % si 1 défaillance, 5,3 % si 2 défaillances, 8,2 % si 3 défaillances, 10,6 % avec 4 défaillances). Dans cette même étude, les biomarqueurs témoignaient de l'efficacité de la rPCa. Le taux de D-dimères était abaissé de J0 à J4, témoin des propriétés antithrombotiques de la rPCa, et ce, quel que soit le nombre de défaillance. Parallèlement, les taux d'Il6 régressaient en corrélation avec la diminution de la réponse inflammatoire.

Le score APACHE II n'a pas été retenu parmi les patients inclus dans l'étude PREMISS. En effet, une des limitations de PROWESS est liée à la classification des patients en fonction de ce score. Mais ces scores ont été recueillis en tant que valeurs les plus extrêmes dans les 24 heures précédant l'administration de la rPCa plutôt que des valeurs les plus extrêmes observées à l'admission du patient en unité de réanimation (IGS II). Dans l'étude pivot, la mortalité est plus importante dans le groupe rPCa avec un APACHE II entre 3 et 19, mais ce déséquilibre peut s'expliquer par l'âge des patients. Dans ce sous groupe, les patients > 65 ans représentaient respectivement 37 % et 30 % et ceux > 75 ans, 18 % et 10 %, dans les bras rPCa et placebo (33).

Concernant la nature des agents infectieux, les germes Gram négatif sont les plus fréquemment retrouvés dans le bras rPCa. L'efficacité de la drotrécogine alfa en fonction du type de germe a été étudiée dans le travail de Opal et al. (88). Cette nouvelle étude de sous groupe de PROWESS, retrouve une efficacité de la rPCa versus le bras placebo quelque soit le type d'agent infectieux (Gram positif, Gram négatif, plurimicrobien, champignons, et origine non déterminée) (RR de 0,80 IC 95 %, 0,69-0,94). La plus importante réduction de mortalité était observée pour les infections à Streptococcus pneumoniae (RR 0,56, IC 95 % 0,35-0,88).

La question de l'héparine en association à la rPCa est un sujet particulièrement débattu parmi les praticiens. Seulement 2 patients (un dans chaque bras) n'ont pas reçu d'héparine parmi les 27 patients. Dans PROWESS, une interaction statistiquement significative lors d'utilisation d'héparine a été observée. Bien que les analyses soient basées sur des sous groupes définis après randomisation, et pouvant donc être biaisées, l'efficacité de la rPCa ne peut-être prise en compte que chez les patients n'ayant jamais reçu d'héparine (soit une sous population correspondant à 25 % de la population globale). Davidson et al., rappellent que l'HNF et les HBPM possèdent des propriétés anti-inflammatoires (26). Dans cette même étude, les auteurs ont comparé le rôle de l'héparine dans le sepsis sévère. Pour ce faire, ils ont étudié la cohorte de patients dans les bras placebo de chacune des deux études PROWESS et KyberSept. Parmi ce pool de 1 995 patients, Davidson retrouve un bénéfice en terme de taux de survie de 1,45

(IC 95 % 1,18-1,78 ; p < 0,001) dans le sous-groupe héparine versus le sous-groupe sans héparine. Au vue de ces résultats, des données supplémentaires sur l'interaction héparine / PCa chez les patients en sepsis sévère semblent nécessaires.

L'épuration extra-rénale concerne la moitié de l'effectif dans le bras Après. D'après la littérature, les sepsis modérés se compliquent de 19 % de défaillance rénale, les sepsis sévères de 23 % et les chocs septiques de 51 % quand les hémocultures sont positives (97). Et l'association d'une insuffisance rénale aiguë au sepsis, est responsable de 70 % de mortalité. L'association d'une hémodynamique précaire avec la prescription d'agents néphrotoxiques tels que les amino-glycosides, est responsable d'une insuffisance rénale aiguë probablement à type de nécrose tubulaire aiguë. La gravité des patients inclus dans le protocole rPCa explique pourquoi on retrouve 7 patients parmi les 14 qui ont bénéficié d'une épuration extra-rénale. L'ensemble des patients dialysés a bénéficié préférentiellement de séances d'hémodialyse intermittente plutôt que l'hémodialyse continue. Cette pratique est à confronter avec les résultats des travaux de Honore et al. chez les patients en choc septique (55). Cette étude met en avant les bénéfices de l'hémofiltration continue à haut débit. Les auteurs retrouvent une augmentation de l'index cardiaque, de la SvO2, une correction plus rapide de l'acidose et une diminution des posologies d'épinéphrine de 50 %. Résultats confirmés par Cole et al. qui encouragent à développer cette technique chez les patients en choc septique (24). Cependant, ces deux études prospectives interventionnelles n'étaient pas des travaux comparant les deux techniques. Aucun des patients du CHU de Caen n'a disposé de cette technique, sachant que la rPCa n'a pas fait l'objet d'étude concernant sa clairance au cours d'épuration extra-rénale. Notons que les 4 décès avaient été assistés sur le plan rénal, ce qui n'est pas étonnant puisque l'association d'une insuffisance rénale aiguë et d'un sepsis, est responsable de 70 % de mortalité (97). On peut néanmoins supposer que la rPCa exerce un rôle potentiellement néphroprotecteur, puisqu'elle limite les thrombi microvasculaires glomérulaires issue de la CIVD.

Des données récentes sur les polymorphismes génétiques qui interagissent avec la PCa, soulèvent un nouveau débat. La recherche de mutation du facteur V Leiden (VL) n'a pas été recherchée parmi les 27 patients inclus au CHU de Caen. Cependant, le facteur VL semble perturber l'activité de la PC. En effet, ce facteur VL est partiellement résistant à l'inactivation par la PCa (31, 35). La prévalence de l'allèle du VL est de 4 à 6 % dans la population générale « blanche » (92). Suite aux résultats encourageants de Kerlin et al., sur le bénéfice de l'hétérozygotie du VL sur des modèles murins en sepsis sévère (62), Yan et al., ont repris les deux bras en intention de traiter de chacune des deux études de phase III (PROWESS) et IIIb (ENHANCE) sur la PCa (112). En associant ces deux groupes, ils ont étudié le polymorphisme du VL parmi ces 3 894 patients. La fréquence des patients $VL^{+/-}$ issue de ces deux études est moins importante que dans la population générale (3,9 % versus 5-6 %). La majorité des patients de PROWESS et ENHANCE sont américains, anglais et allemands (avec respectivement une fréquence de l'allèle dans la population générale de 3,0 %, 3,4 %, et 3,6 %). Parmi l'échantillon étudié, 150 patients étaient hétérozygotes pour le VL ($VL^{+/-}$), ce qui représente une fréquence de l'allèle mutant de 1,9 % versus 2,7 % dans la population européenne et 3,0 % au sein de la population américaine. Ce travail de Yan et al., suggère que les patients hétérozygotes $VL^{+/-}$ développent moins de sepsis sévère que les non porteurs de l'allèle mutant, avec un taux de mortalité à J28 respectivement de 20,3 % et 24,9 % (non significatif) pour les $VL^{+/+}$ et $VL^{-/-}$ (RR 0,82 ; IC 95 % 0,57-1,17). L'intervalle de confiance est relativement large de part le faible échantillon de porteurs hétérozygotes. En revanche, aucun homozygote $VL^{+/+}$ n'était isolé, alors que la fréquence est de 0,06 à 0,25 % dans la population générale « blanche ».

Le sous groupe d'hétérozygotes présentait moins de défaillance cardio-vasculaire (en terme de choc, de catécholamines, et du score SOFA (Sepsis-related Organ Failure Assessment) plus faible) à l'entrée dans l'étude.

Enfin, toujours dans le sous groupe VL$^{+/-}$, une tendance non significative à un taux plus faible d'accidents hémorragiques, aussi bien pendant la perfusion de rPCa, que pendant la période de 28 jours. En revanche, deux accidents thrombotiques parmi les 150 patients hétérozygotes, soit 1,3 % (le VL est associé à des risques thrombotiques principalement veineux mais pas artériels).

Enfin, il faut aborder le problème du coût qui explique en partie la réticence de certains praticiens à employer la rPCa. En effet, la perfusion de 96 heures de rPCa à la posologie de 24 µg / kg / h coûte entre 6 800 et 7 000 $ par individu (7 600 € HT pour un traitement de 96 heures chez un adulte de 70 kg). Surcoût d'autant plus important qu'il vient se greffer aux dépenses déjà conséquentes d'un patient hospitalisé en réanimation, intubé et ventilé, recevant des antibiotiques souvent très onéreux, sans compter les circuits de dialyse et autres examens morphologiques. Quelques travaux ont essayé de répondre à cette question, mais pour la plupart, il s'agit d'études de sous groupes concernant l'étude pivot : PROWESS. Une analyse post hoc de PROWESS par Manns et al. s'est intéressée à la rentabilité de la PCa en comparaison aux soins conventionnels des patients atteints de sepsis sévère (80). Il s'agit d'une analyse de sous groupe défini selon l'âge et la sévérité de la maladie. Le coût par année de vie gagnée en traitant tous les patients avec la PCa était de 27 936 $. Il ressort de cette étude qu'il est plus rentable de traiter les patients les plus graves (APACHE II ≥ 25), avec respectivement 24 484 $ et 35 632 $ par année de vie gagnée, dans le groupe APACHE II ≥ 25 et celui < 25. Concernant le groupe APACHE II ≥ 25, le coût par année de vie gagnée augmente avec l'âge (16 309 $ pour les patients < 40 ans, 28 100 $ pour ceux de plus de 80 ans). Manns et al. concluent que la rPCa est rentable si on se limite aux populations les plus sévères. Un travail prospectif multicentrique de Angus et al. fournit des résultats similaires (6). La rPCa a un profil de rentabilité semblable à celui de beaucoup de stratégies validées dans la prise en charge du sepsis sévère. La revue récente de Frampton et al. confirme à nouveau ces résultats (44). La drotrécogine alfa est rentable pour les patients avec au moins deux défaillances d'organe.

VIII.   CONCLUSION & PERSPECTIVES

En médecine factuelle il est nécessaire de s'appuyer sur deux études de niveau 1 retrouvant des résultats similaires afin de changer les pratiques cliniques, or dans le cas de la rPCa, nous sommes en recommandation de grade B et non pas de grade A.

Les risques hémorragiques contemporains de la perfusion de Xigris® demeurent présents, même si aucun accident de ce type n'est à déplorer parmi l'échantillon de patients admis en réanimation au CHU de Caen. La prise en charge de cette pathologie fréquente en réanimation, au CHU de Caen, répond aux exigences des recommandations actuelles. L'utilisation de la PCa nécessite néanmoins quelques travaux complémentaires, notamment pour trouver la place de l'héparine, et savoir si des indications plus larges sont envisageables dans le sepsis.

L'enjeu de la rPCa est considérable, aussi bien d'un point de vue médical, vue l'incidence du sepsis réanimation, que d'un point de vue économique. Il s'agit d'un véritable problème international de santé publique. Précisons que deux grandes études sur la rPCa sont en cours. La première, ENHANCE (Extended Evaluation of Recombinant Human Activated Protein C), est un essai clinique de phase IIIb réalisé entre mars 2001 et janvier 2003 (16). L'objectif principal concerne l'efficacité après 96 heures de rPCa à J28, sur une population adulte et pédiatrique en sepsis sévère, ainsi que l'incidence des syndromes hémorragiques sévères. L'ensemble des résultats sera confronté aux résultats de PROWESS. Les premiers résultats concernant l'essai américain retrouvent un taux de mortalité comparable de 26,4 % (versus 24,4 % dans le bras rPCa de PROWESS, étudié sur la population adulte uniquement). Parmi les 4,0 % d'accidents hémorragiques (versus 2,8 % dans PROWESS), une seule hémorragie intracérébrale est décrite (versus deux dans PROWESS). Les résultats intermédiaires sur le sous groupe adulte américain d'ENHANCE confirme le rapport bénéfice / risque de PROWESS.

L'autre étude de phase III, EXTEND, internationale, multicentrique, randomisée, en double aveugle, a pour but d'évaluer l'efficacité et la tolérance d'une extension de traitement par la drotrécogine alfa versus placebo dans le sepsis sévère. Cet essai tente de déterminer, chez des patients atteints de sepsis sévère avec une hypotension dépendante des drogues vasoactives et persistante, si une extension du traitement par rPCa pendant un maximum de 72 heures permettrait une résolution plus rapide de cette hypotension. Les patients inclus sont des adultes en sepsis sévère traités par perfusion de rPCa, sur une durée totale de perfusion prévue de 96 heures. Si l'état du patient nécessite le maintien des drogues vasoactives (dopamine > 5 µg / kg / min, épinéphrine, norépinéphrine quelque soit la dose) à l'issue des 84 premières heures de traitement (sur la base des 96 heures prévues initialement), il pourra alors bénéficier de 72 heures supplémentaires de traitement par rPCa.

Actuellement, compte tenu de l'ensemble de ces travaux, et dans l'attente de résultats complémentaires, il est licite, en 2004, d'employer la rPCa comme thérapeutique adjuvante du sepsis, en respectant les indications et les contre-indications. Contrairement aux échecs de certaines molécules n'ayant qu'une seule cible sur les phénomènes inflammatoires ou les perturbations de la coagulation induits par le sepsis, la PCa a fait preuve de son efficacité par son action à plusieurs niveaux de la coagulation et de la fibrinolyse.

On peut espérer, dans un futur proche, voir enfin l'incidence du sepsis régressé de manière significative, grâce à l'association de thérapeutiques synergiques. De nombreux d'espoirs reposent sur la recherche des polymorphismes génétiques des gènes hémostatiques (délétion 4G dans la région promotrice du PAI-1, la mutation du facteur V Leiden, mutations de l'EPCR) (101). Il serait alors possible de dépister quels individus seraient à risque de développer ou de décéder d'un sepsis.

IX. REFERENCES BIBLIOGRAPHIQUES

1. ABRAHAM E, REINHART K, OPAL S, DEMEYER I, DOIG C, RODRIGUEZ AL, et al.
    OPTIMIST Trial Study Group. Efficacy and safety of tifacogin (recombinant tissue factor pathway inhibitor) in severe sepsis: a randomized controlled trial.
    JAMA 2003; 290(2): 238-247

2. ABRAHAM E, REINHART K, SVOBODA P, SEIBERT A, OLTHOFF D, DAL NOGARE A, et al.
    Assessment of the safety of recombinant tissue factor pathway inhibitor on patients with severe sepsis: a randomized, placebo-controlled, single-blind, dose escalation study.
    Crit. Care Med. 2001; 29(11): 2081-2089

3. ABRAHAM E, WUNDERINK R, SILVERMAN H, PERL TM, NASRAWAY S, LEVY R, BONE R, et al.
    Efficacy and safety of monoclonal antibody to human tumor necrosis factor alpha in patients with sepsis syndrome. A randomized, controlled, double-blind, multicenter clinical trial. TNF-alpha MAb Sepsis Study Group.
    JAMA 1995; 273(12): 934-941

4. ALESSI MC.
    Le système fibrinolytique : activation et inhibition. Ses modifications en cas de CIVD.
    Réanimation 2002; 11: 591-598

5. ANGUS DC, BIRMINGHAM MC, BALK RA, SCANNON PJ, COLLINS D, KRUSE JA, et al.
    E5 murine monoclonal antiendotoxin antibody in gram-negative sepsis: a randomized controlled trial: E5 Study Investigators.
    JAMA 2000; 283(13): 1723-1730

6. ANGUS DC, LINDE-ZWIRBLE WT, CLERMONT G, BALL DE, BASSON BR, ELY
    EW, et al.
    Cost-effectiveness of drotrecogin alfa (activated) in the treatment of severe sepsis.
    Crit. Care Med. 2003; 31(1): 1-11

7. ANGUS DC, LINDE-ZWIRBLE WT, LIDICKER J, CLERMONT G, CARCILLO J,
    PINSKY MR.
    Epidemiology of severe sepsis in the United States: analysis of incidence, outcome, and
    associated costs of care.
    Crit. Care Med. 2001; 29(7): 1303-1310

8. ANNANE D, AEGERTER P, JARS-GUINCESTRE MC, GUIDET B, CUB-REA
    NETWORK.
    Current epidemiology of septic shock: the CUB-Rea Network.
    Am. J. Respir. Crit. Care Med. 2003; 168(2): 165-172

9. ANNANE D, SEBILLE V, CHARPENTIER C, BOLLAERT PE, FRANCOIS B,
    KORACH JM, et al.
    Effect of a treatment with low doses of hydrocortisone and fludrocortisone on mortality in
    patients with septic shock.
    JAMA 2002; 288(7): 862-871

10. ANNANE D, SEBILLE V, TROCHE G, RAPHAEL JC, GAJDOS P, BELLISSANT E.
    A 3-level prognostic classification in septic shock based on cortisol levels and cortisol
    response to corticotrophin.
    JAMA 2000; 283(8): 1038-1045

11. AOKI N, MATSUDA T, SAITO H, TAKATSUKI K, OKAJIMA K, TAKAHASHI H, et
    al.
    A comparative double blind randomized trial of activated protein C and unfractionated
    heparin in the treatment of disseminated intravascular coagulation.
    Int. J. Hematol. 2002; 75(5): 540-547

12. ARBOUR NC, LORENZ E, SCHUTTE BC, ZABNER J, KLINE JN, JONES M, et al.
    TLR4 mutations are associated with endotoxin hyporesponsiveness in humans.
    Nat. Genet. 2000; 25(2): 187-191

13. BAKKER J, GROVER R, MCLUCKIE A, HOLZAPFEL L, ANDERSSON J, LODATO R, et al.
    Administration of the nitric oxide synthase inhibitor NG-methyl-L-arginine hydrochloride (546C88) by intravenous infusion for up to 72 hours can promote the resolution of shock in patients with severe sepsis: results of a randomized, double-blind, placebo-controlled multicenter study (study no. 144-002).
    Crit. Care Med. 2004; 32(1): 1-12

14. BELVIN MP, ANDERSON KV.
    A conserved signaling pathway: the Drosophila toll-dorsal pathway.
    Annu. Rev. Cell Dev. Biol. 1996; 12: 393-416

15. BERNARD G.
    Drotrecogin alfa (activated) (recombinant human activated protein C) for the treatment of severe sepsis.
    Crit. Care Med. 2003; 31(suppl 1): 85-93

16. BERNARD GR, MARGOLIS BD, SHANIES HM, ELY EW, WHEELER AP, LEVY H, et al.
    Extended evaluation of recombinant human activated protein C United States Trial (ENHANCE US): a single-arm, phase 3B, multicenter study of drotrecogin alfa (activated) in severe sepsis.
    Chest 2004; 125(6): 2206-2216

17. BERNARD GR, VINCENT JL, LATERRE PF, LAROSA SP, DHAINAUT JF, LOPEZ-RODRIGUEZ A, et al.

    The Recombinant Human Activated Protein C Worldwide Evaluation in Severe Sepsis (PROWESS) Study Group. Efficacy and Safety of Recombinant Human Activated Protein C for Severe Sepsis.

    N. Engl. J. Med. 2001; 344(10): 699-709

18. BERNARD GR, WHEELER AP, RUSSELL JA, SCHEIN R, SUMMER WR, STEINBERG KP, et al.

    The effects of ibuprofen on the physiology and survival of patients with sepsis. The Ibuprofen in Sepsis Study Group.

    N. Engl. J. Med. 1997; 336 (13): 912-918

19. BLUNCK R, SCHEEL O, MULLER M, BRANDENBURG K, SEITZER U, SEYDEL U.

    New insights into endotoxin-induced activation of macrophages: involvement of a K+ channel in transmembrane signaling.

    J. Immunol. 2001; 166(2): 1009-1115

20. BOLLAERT PE, CHARPENTIER C, LEVY B, DEBOUVERIE M, AUDIBERT G, LARCAN A.

    Reversal of late septic shock with supraphysiologic doses of hydrocortisone.

    Crit. Care Med. 1998; 26(4): 645-650

21. CALANDRA T, BAUMGARTNER JD, GRAU GE, WU MM, LAMBERT PH, SCHELLEKENS J, et al.

    Prognostic values of tumor necrosis factor / cachectin, interleukin 1, interferon-alpha, and interferon-gamma in the serum of patients with septic shock.

    J. Infect. Dis. 1990; 161(5): 982-987

22. CHADDA K, ANNANE D.

    Nouvelles modalités du traitement des états septiques graves.

    JEPU 2002 : 243-250

23. COHEN J.
    TREM-1 in sepsis.
    Lancet 2001; 358(9284): 776-778

24. COLE L, BELLOMO R, JOURNOIS D, DAVENPORT P, BALDWIN I, TIPPINIG P, et al.
    High-volume haemofiltration in human septic shock.
    Intensive Care Med. 2001; 27(6): 978-986

25. CRONIN L, COOK DJ, CARLET J, HEYLAND DK, KING D, LANSANG MA, et al.
    Corticosteroid treatment for sepsis: a critical appraisal and meta-analysis of the literature.
    Crit. Care Med. 1995; 23(8): 1430-1439

26. DAVIDSON BL, GEERTS WH, LENSING AW.
    Low-dose heparin for severe sepsis.
    N. Engl. J. Med. 2002; 347(13): 1036-1037

27. DE KLEIJN ED, DE GROOT R, HACK CE, MULDER PG, ENGL W, MORITZ B, et al.
    Activation of protein C following infusion of protein C concentrate in children with severe meningococcal sepsis and purpura fulminans: a randomized, double-blinded, placebo-controlled, dose-finding study.
    Crit. Care Med. 2003; 31(6): 1839-1847

28. DE MOERLOOSE P, REBER G, PUGIN J.
    Activation et inhibition de la coagulation: que se passe-t-il en cas de coagulopathie intravasculaire disséminée ?
    Réanimation 2002; 11: 584-590

29. DELLINGER RP.
    Cardiovascular management of septic shock.
    Crit. Care Med. 2003; 31(3): 946-955

30. DELLINGER RP, CARLET JM, MASUR H, GERLACH H, CALANDRA T, COHEN J, et al.
Surviving sepsis campaign guidelines for management of severe sepsis and septic shock.
Crit. Care Med. 2004; 32(3): 858-873

31. DHAINAUT JF, AIRD W, ESMON C.
Introduction to the Fifth Margaux Conference on Critical Illness: protein C pathways: bedside to bench.
Crit. Care Med. 2004; 32(suppl 5): 193

32. DHAINAUT JF, CARIOU A.
Protéine C activée et sepsis sévère.
JEPU 2003 ; 475-482

33. DHAINAUT JF, LATERRE PF, JANES JM, BERNARD GR, ARTIGAS A,BAKKER J, et al.
Drotrecogin alfa (activated) in the treatment of severe sepsis patients with multiple-organ dysfunction: data from the PROWESS trial.
Intensive Care Med. 2003; 29(6): 894-903

34. DHAINAUT JF, TENAILLON A, HEMMER M, DAMAS P, LE TULZO Y, RADERMACHER P, et al.
Confirmatory platelet-activating factor receptor antagonist trial in patients with severe gram-negative bacterial sepsis : a phase III randomized, double-blind, placebo-controlled, multicenter trial. BN52021 Sepsis Study Group.
Crit. Care Med. 1998; 26(12): 1963-1971

35. DHAINAUT JF, YAN SB, CLAESSENS YE.
Protein C / activated protein C pathway : overview of clinical trial results in severe sepsis.
Crit. Care Med. 2004; 32(suppl 5): 194-201

36. ESMON CT.

Structure and functions of the endothelial cell protein C receptor.

Crit. Care Med. 2004; 32(suppl 5): 298-301

37. FAUST SN, LEVIN M, HARRISON OB, GOLDIN RD, LOCKHART MS, KONDAVEETI S, et al.

Dysfunction of endothelial protein C activation in severe meningococcal sepsis.

N. Engl. J. Med. 2001; 345(6): 408-416

38. FENTON KE, PARKER MM.

Severe sepsis: recent advances in management and the need to do more.

Adv. Sepsis 2004; 3(3): 75-82

39. FISHER CJ JR, AGOSTI JM, OPAL SM, LOWRY SF, BALK RA, SADOFF JC, et al.

Treatment of septic shock with the tumor necrosis factor receptor:Fc fusion protein. The Soluble TNF Receptor Sepsis Study Group.

N. Engl. J. Med. 1996; 334(26): 1697-1702

40. FISHER CJ JR, DHAINAUT JF, OPAL SM, PRIBBLE JP, BALK RA, SLOTMAN GJ, et al.

Recombinant human interleukin 1 receptor antagonist in the treatment of patients with sepsis syndrome. Results from a randomized, double-blind, placebo-controlled trial. Phase III rhIL-1ra Sepsis Syndrome Study Group.

JAMA 1994; 271(23): 1836-1843

41. FISHER CJ JR, OPAL SM, DHAINAUT JF, STEPHENS S, ZIMMERMAN JL, NIGHTINGALE P, et al.

Influence of an anti-tumor necrosis factor monoclonal antibody on cytokine levels in patients with sepsis. The CB0006 Sepsis Syndrome Study Group.

Crit. Care Med. 1993; 21(3): 318-327

42. FOURRIER F, CHOPIN C, HUART JJ, RUNGE I, CARON C, GOUDEMAND J.
    Double-blind, placebo-controlled trial of antithrombin III concentrates in septic shock
    with disseminated intravascular coagulation.
    Chest 1993; 104(3): 882-888

43. FOURRIER F, LECLERC F, AIDAN K, SADIK A, JOURDAIN M, JOURNOYS A, et
    al.
    Combined antithrombin and protein C supplementation in meningococcal purpura
    fulminans: a pharmacokinetic study.
    Intensive Care Med. 2003; 29(7): 1081-1087

44. FRAMPTON JE, FOSTER RH.
    Drotrecogin alfa (activated): a pharmacoeconomic review of its use in severe sepsis.
    Pharmacoeconomics 2004; 22(7): 445-476

45. FREEMAN BD, BUCHMAN TG.
    Gene in a haystack: tumor necrosis factor polymorphisms and outcome in sepsis.
    Crit. Care Med. 2000; 28(8): 3090-3091

46. FUJIMOTO H, GABAZZA EC, HATAJI O, YUDA H, D'ALESSANDRO-GABAZZA
    CN, NAKANO M, et al.
    Thrombin-activatable fibrinolysis inhibitor and protein C inhibitor in interstitial lung
    disease.
    Am. J. Respir. Crit. Care Med. 2003; 167(12): 1687-1694

47. GAO F, GAO E, YUE TL, OHLSTEIN EH, LOPEZ BL, CHRISTOPHER TA, et al.
    Nitric oxide mediates the antiapoptotic effect of insulin in myocardial ischemia-
    reperfusion: the roles of PI3-kinase, Akt, and endothelial nitric oxide synthase
    phosphorylation.
    Circulation 2002; 105(12): 1497-1502

48. GIBOT S, CRAVOISY A, LEVY B, BENE MC, FAURE G, BOLLAERT PE.
    Soluble triggering receptor expressed on myeloid cells and the diagnosis of pneumonia.
    N. Engl. J. Med. 2004; 350(5): 451-458

49. GLUCK T, OPAL SM.
    Advances in sepsis therapy.
    Drugs 2004; 64(8): 837-859

50. GOLDENBERG C.
    Intérêt thérapeutique de la protéine C activée.
    Thèse d'exercice : Pharmacie : Paris 5 ; 2002 TPHA 8142

51. HAYASHI F, SMITH KD, OZINSKY A, HAWN TR, YI EC, GOODLETT DR, et al.
    The innate immune response to bacterial flagellin is mediated by Toll-like receptor 5.
    Nature 2001; 410(6832): 1099-1103

52. HEIDECKE CD, HENSLER T, WEIGHARDT H, ZANTL N, WAGNER H, SIEWERT JR, et al.
    Selective defects of T lymphocyte function in patients with lethal intraabdominal infection.
    Am. J. Surg. 1999; 178(4): 288-292

53. HEMMI H, TAKEUCHI O, KAWAI T, KAISHO T, SATO S, SANJO H, et al.
    A Toll-like receptor recognizes bacterial DNA.
    Nature 2000; 408(6813): 740-745

54. HERMANS PW, HIBBERD ML, BOOY R, DARAMOLA O, HALZELZET JA, DE GROOT R, et al.
    4G/5G promoter polymorphism in the plasminogen-activator-inhibitor-1 gene and outcome of meningococcal disease: Meningococcal Research Group.
    Lancet 1999; 354(9178): 556-560

55. HONORE PM, JAMEZ J, WAUTHIER M, LEE PA, DUGERNIER T, PIRENNE B, et al.
     Prospective evaluation of short-term, high-volume isovolemique hemofiltration on the
     hemodynamic course and outcome in patients with intractable circulatory failure resulting
     from septic shock.
     Crit. Care Med. 2000; 28(11): 3581-3587

56. HOTCHKISS RS., KARL IE.
     The Pathophysiology and Treatment of Sepsis.
     N. Engl. J. Med. 2003; 348(2): 138-150

57. HOTCHKISS RS, SWANSON PE, FREEMAN BD, TINSLEY KW, COBB JP,
     MATUSCHAK GM, et al.
     Apoptotic cell death in patients with sepsis, shock, and multiple organ dysfunction.
     Crit. Care Med. 1999; 27(7): 1230-1251

58. HUET O, CHOUKROUN G, MIRA JP.
     Récepteurs de type Toll, réponse inflammatoire et sepsis.
     Réanimation 2004 ; 13 : 167-175

59. JOYCE DE, GELBERT L, CIACCIA A, DEHOFF B, GRINNELL BW.
     Gene expression profile of antithrombotic protein C defines new mechanisms modulating
     inflammation and apoptosis.
     J. Biol. Chem. 2001; 276(14): 11199-11203

60. JOYCE DE, GRINNELL BW.
     Recombinant human activated protein C attenuates the inflammatory response in
     endothelium and monocytes by modulating nuclear factor-kB.
     Crit. Care Med.. 2002; 30 (suppl 5): 288-293

61. JOYCE DE, NELSON DR, GRINNELL BW.

Leukocyte and endothelial cell interactions in sepsis: relevance of the protein C pathway.

Crit. Care Med. 2004; 32(suppl 5): 280-286

62. KERLIN BA, YAN SB, ISERMANN BH, BRANDT JH, SOOD R, BASSON BR, et al.

Survival advantage associated with heterozygous factor V Leiden mutation in patients with severe sepsis and in mouse endotoxemia.

Blood 2003; 102(9): 3085-3092

63. KNAPP S, VAN DER POLL T.

Update on CD14, LBP and Toll-like Receptors in acute infection.

Yearbook of Intensive Care and Emergency Medicine. Springer, 2004: 3-14

64. KOBAYASHI H, GABAZZA EC, TAGUCHI O, WADA H, TAKEYA H, NISHIOKA J, et al.

Protein C anticoagulant system in patients with interstitial lung disease.

Am. J. Respir. Crit. Care Med. 1998 ; 157(6): 1850-1854

65. KOLLEF MH, SHERMAN G, WARD S, FRASER VJ.

Inadequate antimicrobial treatment of infections. A risk factor for hospital mortality among critically ill patients.

Chest 1999; 115(2): 462-474

66. LEBUFFE G, LEVY B, NEVIERE R, CHAGNON JL, PERRIGAULT PF, DURANTEAU J, et al.

Dobutamine and gastric-to-arterial carbon dioxide gap in severe sepsis without shock.

Intensive Care Med. 2002; 28(3): 265-271

67. LEDOUX D, ASTIZ ME, CARPATI CM, RACKOW EC.

Effects of perfusion pressure on tissue perfusion in septic shock.

Crit. Care Med. 2000; 28(8): 2729-2732

68. LEMAITRE B, NICOLAS E, MICHAUT L, REICHHART JM, HOFFMAN ⌈ JA.
The dorsoventral regulatory gene cassette spatzle/Toll/cactus controls the potent antifungal response in Drosophila adults.
Cell 1996; 86(6): 973-983

69. LEONE M, BOURGOIN A, ANTONINI F, ALBANESE J, MARTIN C.
Nouveautés thérapeutiques dans le choc septique.
JEPU 2003 ; 247-263

70. LEVI M, CHOI G, SCHOOTS I, SCHULTZ M, VAN DER POLL T.
Beyond sepsis: activated protein C and ischemia-reperfusion injury.
Crit. Care Med. 2004; 32(5): 309-312

71. LEVI M, TEN CATE H, VAN DER POLL T, VAN DEVENTER SJ.
Pathogenesis of disseminated intravascular coagulation in sepsis.
JAMA 1993; 270(8): 975-979

72. LEVI M, VAN DER POLL T.
The central role of the endothelium in the crosstalk between coagulation and inflammation in sepsis.
Adv. Sepsis 2004; 3(3): 91-97

73. LEVIN M, QUINT PA, GOLDSTEIN B, BARTON P, BRADLEY JS, SHEMIE SD, et al.
Recombinant bactericidal / permeability-increasing protein (rBPI21) as adjunctive treatment for children with severe meningococcal sepsis: a randomised trial. Meningococcal Sepsis Study Group.
Lancet 2000; 356(9234): 961-967

74. LEVY MM, FINK MP, MARSHALL JC, ABRAHAM E, ANGUS D, COOK D, et al.
2001 SCCM/ESICM/ACCP/ATS/SIS: International Sepsis Definitions Conference.
Crit. Care Med. 2003; 31(4): 1250-1256

75. LIAW PC.

Endogenous protein C activation in patients with severe sepsis.

Crit. Care Med. 2004; 32(suppl 5): 214-218

76. LOPEZ A, LORENTE JA, STEINGRUB J, BAKKER J, MCLUCKIE A, WILLATTS S, et al.

Multiple-center, randomized, placebo-controlled, double-blind study of the nitric oxide synthase inhibitor 546C88: effect on survival in patients with septic shock.

Crit Care Med. 2004; 32(1): 21-30

77. LORENZ E, MIRA JP, CORNISH KL, ARBOUR NC, SCHWARTZ DA.

A novel polymorphism in the toll-like receptor 2 gene and its potential association with staphylococcal infection.

Infect. Immun. 2000; 68(11): 6398-6401

78. MACIAS WL, DHAINAUT JF, YAN SC, HELTERBRAND JD, SEGER M, JOHNSON G 3RD, et al.

Pharmacokinetic-pharmacodynamic analysis of drotrecogin alfa (activated) in patients with severe sepsis.

Clin. Pharmacol. Ther. 2002 ; 72(4): 391-402

79. MACIAS WL, NELSON DR.

Severe protein C deficiency predicts early death in severe sepsis.

Crit. Care Med. 2004; 32(5): 223-228

80. MANNS BJ, LEE H, DOIG CJ, JOHNSON D, DONALDSON C.

An economic evaluation of activated protein C treatment for severe sepsis.

N. Engl. J. Med. 2002; 347(13): 993-1000

81. MARTIN GS, BERNARD GR.

Airway and lung in sepsis.

Intensive Care Med. 2001; 27(suppl 1): 63-79

82. MARTIN GS, MANNINO DM, EATON S, MOSS M.

The epidemiology of sepsis in the United States from 1979 through 2000.

N. Engl. J. Med. 2003; 348(16): 1546-1554

83. MARTIN C, VIVIAND X, LEONE M, THIRION X.

Effect of norepinephrine on the outcome of septic shock.

Crit. Care Med. 2000; 28(8): 2758-2765

84. MATTHAY MA, WARE LB.

Plasma protein C levels in patients with acute lung injury: prognostic signifiance.

Crit. Care Med. 2004; 32(suppl 5): 229-232

85. MEDZHITOV R, JANEWAY C JR.

Innate immunity.

N. Engl. J. Med. 2000; 343(5): 338-344

86. MESTERS RM, HELTERBRAND J, UTTERBACK BG, YAN B, CHAO YB, FERNANDEZ JA, et al.

Prognostic value of protein C concentrations in neutropenic patients at high risk of severe septic complications.

Crit. Care Med. 2000; 28(7): 2209-2216

87. OPAL S, FISHER CJ, DHAINAUT JF, VINCENT JL, BRASE R, LOWRY SF, et al.

Confirmatory interleukin-1 receptor antagonist trial in severe sepsis: A phase III, randomized, doubleblind, placebo-controlled, multicenter trial.

Crit. Care Med. 1997; 25(7): 1115-1124

88. OPAL SM, GARBER GE, LAROSA SP, MAKI DG, FREEBAIRN RC, KINASEWITZ GT, et al.

Systemic host responses in severe sepsis analyzed by causative microorganism and treatment effects of drotrecogin alfa (activated).

Clin. Infect. Dis 2003; 37(1): 50-58

89. OPAL S, KESSLER C, ROEMISCH J, KNAUB S.

Antithrombin, heparin, and heparan sulfate.

Crit. Care Med. 2002; 30(suppl 5): 325-331

90. OPAL S, LATERRE PF, ABRAHAM E, FRANCOIS B, WITTEBOLE X, LOWRY S, et al.

Recombinant human platelet-activating factor acetylhydrolase for treatment of severe sepsis: results of a phase III, multicenter, randomized, double-blind, placebo-controlled, clinical trial.

Crit. Care Med. 2004; 32(2): 332-341

91. PATEL GP, GURKA DP, BALK RA.

New treatment strategies for severe sepsis and septic shock.

Curr. Opin. Crit. Care 2003; 9(5): 390-396

92. REES DC.

The population genetics of factor V Leiden (Arg506Gln).

Br. J. Haematol. 1996; 95(4): 579-586

93. REINHART K, GLUECK T, LIGTENBERG J.

Phase I study with recombinant chimerie monoclonal antibody against human CD14 (IC14) in patients with severe sepsis.

Crit. Care Med. 2001; 29(suppl 12): 19

94. RIVERS E, NGUYEN B, HAVSTAD S, RESSLER J, MUZZIN A, KNOBLICH B, et al.

Early goal-directed therapy in the treatment of severe sepsis and septic shock.

N. Engl. J. Med. 2001; 345(19): 1368-1377

95. ROTSTEIN OD, MARSHALL JC.

Neutralizing tumor necrosis factor in the treatment of sepsis and septic shock: a meta-analysis.

Crit. Care Med. 2001; 29: 1512-1518

96. SAWYER DB, LOSCALZO J.

Myocardial hibernation: restorative or preterminal sleep?

Circulation 2002; 105(13): 1517-1519

97. SCHRIER RW, WANG W.

Acute renal failure and sepsis.

N. Engl. J. Med. 2004; 351(2): 159-169

98. SILVERMAN HJ, PENARANDA R, ORENS JB, LEE NH.

Impaired beta-adrenergic receptor stimulation of cyclic adenosine monophosphate in human septic shock: association with myocardial hyporesponsiveness to catecholamines.

Crit. Care Med. 1993; 21(1): 31-39

99. SUZUKI K, GABAZZA EC, HAYASHI T, KAMADA H, ADACHI Y, TAGUCHI O.

Protective role of activated protein C in lung and airway remodeling.

Crit. Care Med. 2004; 32(suppl 5): 262-265

100. TAKEUCHI O, HOSHINO K, KAWAI T, SANJO H, TAKADA H, OGAWA T, et al.

Differential roles of TLR2 and TLR4 in recognition of gram-negative and gram-positive bacterial cell wall components.

Immunity 1999; 11(4): 443-451

101. TEXEREAU J, PENE F, CHICHE JD, ROUSSEAU C, MIRA JP.

Importance of hemostatic gene polymorphisms for susceptibility to and outcome of severe sepsis.

Crit. Care Med. 2004; 32(suppl 5): 313-319

102. THE ACUTE RESPIRATORY DISTRESS SYNDROME NETWORK.

Ventilation with lower tidal volumes as compared with traditional tidal volumes for acute lung injury and the acute respiratory distress syndrome.

N. Engl. J. Med. 2000; 342(18): 1301-1308

103. THE NATIONAL COMMITTEE FOR THE EVALUATION OF CENTOXIN.

The French National Registry of HA-1A (Centoxin) in septic shock. A cohort study of 600 patients.

Arch. Intern. Med. 1994; 154(21): 2484-2491

104. TREMBLAY L, VALENZA F, RIBEIRO SP, LI J, SLUTSKY AS.

Injurious ventilatory strategies increase cytokines and c-fos m-ARN expression in an isolated rat lung model.

J. Clin. Invest. 1997; 99(5): 944-952

105. ULLRICH H, JAKOB W, FROHLICH D, ROTHE G, PRASSER C, DROBNIK W, et al.

A new endotoxin absorber: first clinical application.

Ther. Apher. 2001; 5(5): 326-334

106. VAN DEN BERGHE G, WOUTERS P, WEEKERS F, VERWAEST C, BRUYNINCKX F, SCHETZ M, et al.

Intensive insulin therapy in the critically ill patients.

N. Engl. J. Med. 2001; 345(19): 1359-1367

107. VINCENT JL.

Sepsis definitions.

Lancet Infect. Dis. 2002; 2(3): 135

108. VINCENT JL, ABRAHAM E, ANNANE D, BERNARD G, RIVERS E, VAN DEN BERGHE G.

Reducing mortality in sepsis: new directions.

Crit. Care 2002; 6(suppl 3): 1-18

109. WARREN BL, EID A, SINGER P, PILLAY SS, CARL P, NOVAK I, et al.

High-dose antithrombin III in severe sepsis: a randomized controlled trial.

JAMA 2001; 286(15): 1869-1878

110. WATSON D, GROVER R, ANZUETO A, LORENTE J, SMITHIES M, BELLOMO R, et al.

Cardiovascular effects of the nitric oxide synthase inhibitor NG-methyl-L-arginine hydrochloride (546C88) in patients with septic shock: results of a randomized, double-blind, placebo-controlled multicenter study (study no. 144-002).

Crit. Care Med. 2004; 32(1): 13-20

111. YAN SB, HELTERBRAND JD, HARTMAN DL, WRIGHT TJ, BERNARD GR.

Low levels of protein C are associated with poor outcomes in severe sepsis.

Chest 2001; 120(3): 915-922

112. YAN SB, NELSON DR.

Effect of factor V Leiden polymorphism in severe sepsis and on treatment with recombinant human activated protein C.

Crit. Care Med. 2004; 32(suppl 5): 239-246

113. ZIEGLER EJ, MC CUTCHAN JA, FIERER J, GLAUSER MP, SADOFF JC, DOUGLAS H, et al.

Treatment of Gram-negative bacteremia and shock with human antiserum to a mutant Escherichia coli.

N. Engl. J. Med. 1982; 307(20): 1225-1230

114. ZIEGLER EJ, FISCHER CJ, SPRUNG CL, STRAUBE RC, SADOFF JC, FOULKE GE, et al.

Treatment of Gram-negative bacteremia and septic shock with HA-1A human monoclonal antibody against endotoxin.

N. Engl. J. Med. 1991; 324(7): 429-436

104

X.ANNEXES

Annexe1:Résumé descritèresd'inclusion

ANNEXE 1 : RÉSUMÉ DES CRITÈRES D'INCLUSION*

CRITÈRES D'INFECTION	CRITÈRES DE SIRS MODIFIÉS (syndrome de réponse inflammatoire systématique)	CRITÈRES DE DÉFAILLANCE D'ORGANE(S)**
Les patients devaient avoir une infection connue ou suspectée, mise en évidence par au moins un des critères suivants : présence de globules blancs dans un liquide habituellement stérile ; perforation d'organe ; diagnostic radiologique de pneumonie associée à la production d'une expectoration purulente ; syndrome associé à un risque élevé d'infection (par exemple angiocholite).	Les patients devaient répondre à, au moins, trois des quatre critères suivants : une température du corps ≥ 38 °C ou ≤ 36 °C ; une fréquence cardiaque ≥ 90 battements par minute, sauf chez les patients dont l'état médical est connu pour augmenter la fréquence cardiaque ou chez les patients recevant un traitement susceptible d'empêcher une tachycardie ; une fréquence respiratoire ≥ 20 cycles/min ou une PaCO₂ ≤ 32 mmHg ou le recours à une ventilation assistée pour un décompensation respiratoire aiguë ; un nombre de globules blancs ≥ 12 000/mm³ ou ≤ 4 000/mm³, ou une formule sanguine faisant apparaître plus de 10 % de polynucléaires neutrophiles immatures.	Les patients devaient répondre à, au moins, l'un des cinq critères suivants : pour une défaillance du système cardio-vasculaire, la pression artérielle systolique devait être ≤ 90 mmHg ou la pression artérielle moyenne ≤ 70 mmHg pendant au moins une heure après échec du remplissage, d'un volume correct, et des drogues vasoactives destinées à maintenir une pression artérielle systolique ≥ 90 mmHg ou une pression artérielle moyenne ≥ 70 mm Hg ; pour une défaillance rénale, le débit urinaire devait être inférieur à 0,5 ml/kg de poids corporel/heure pendant une heure, malgré un remplissage vasculaire adapté ; pour une défaillance respiratoire, le rapport PaO₂/FiO₂ devait être ≤ 250 en présence d'autres défaillances d'organes, ou ≤ 200 si le poumon était le seul organe défaillant ; pour la défaillance hématologique, le nombre de plaquettes devait être < 80 000/mm³ ou devait avoir diminué de 50 % dans les trois jours précédant l'inclusion ; dans le cas d'une acidose métabolique non expliquée, le pH devait être ≤ 7,30 ou le déficit en bases devait être ≥ 5,0 mmol/l en association avec un taux plasmatique de lactates supérieur à 1,5 fois la limite supérieure de la valeur normale pour le laboratoire concerné.

*SIRS : *Systemic Inflammatory Response Syndrome* (syndrome de réponse inflammatoire systémique) ; PaCO₂ : pression partielle artérielle en gaz carbonique ; PaO₂ : pression partielle artérielle en oxygène ; FiO₂ : fraction de l'oxygène inspiré.

**La première défaillance d'organe induit par le sepsis devait apparaître dans les 24 heures précédant l'inclusion dans l'étude.

Annexe 2 Résumé des critères d'exclusion

ANNEXE 2 RÉSUMÉ DES CRITÈRES D'EXCLUSION

Grossesse ou allaitement.

Age < 18 ans ou poids > 135 kg.

Nombre de plaquettes< 30 OOO/mm^3.

Toute situation augmentant le risque hémorragique : chirurgie nécessitant une anesthésie générale ou une rachi-anesthésie dans les 12 heures précédant la perfusion, la possibilité d'une telle intervention chirurgicale pendant la perfi.tsion, une hémorragie active en post-opératoire ; un antécédent de traumatisme crânien grave ayant nécessité une hospitalisation, une chirurgie intracrânienne, ou un accident vasculaire cérébral hémorragique survenu dans les 3 mois précédant l'étude, ou tout antécédent de malformation artério-veineuse intracrânienne, d'anévrisme cérébral, ou encore de lésion expansive du système nerveux central ; un antécédent de diathèse hémorragique congénitale ; une hémorragie gastro-intestinale survenue dans les 6 semaines précédant l'étude sauf si une intervention curative a été pratiquée ; enfin, un traumatisme considéré comme pouvant augmenter le risque hémorragique.

Une coagulopathie connue, incluant une résistance à la protéine C activée ; un déficit héréditaire en protéine C, en protéine S, en antithrombine III ; la présence d'anticorps anticardiolipine, d'anticorps antiphospholipide, d'anti-coagulants circulants (LED, homocystéinémie) ; d'une thrombose veineuse profonde, ou d'une embolie pulmonaire, récemment documentée ou fortement suspectée (dans les 3 mois précédant l'étude).

La famille du patient, le médecin, ou les deux réunis, n'étaient pas favorables à un traitement agressif du patient, ou l'existence d'une lettre détaillée stipulant l'arrêt des traitements de maintien en vie du patient.

Patients dont l'espérance de vie était inférieure à 28 jours en raison d'une affection médicale impossible à traiter, telle qu'un cancer incontrôlé ou tout autre maladie à un stade terminal.

Un état moribond pour lequel le décès était perçu comme imminent.

Une infection par le virus de l'irnmuno-déficience humaine (VIH) associé à un taux récent de CD4::, 50 cellules/mm^3.

Un antécédent de gretfe de moelle osseuse, de poumon, de foie, de pancréas ou d'intestin grêle.

Une insuffisance rénale chronique nécessitant une hémodialyse ou une dialyse péritonéale*.

Une hypertension portale connue ou suspectée, un ictère chronique, une cirrhose, une ascite chronique.

Une pancréatite aiguë sans étiologie infectieuse retrouvée.

La participation à un autre essai clinique dans les 30 jours précédant l'étude en cours.

L'association à des traitements ou d'autres protocoles thérapeutiques concomitants tels que: héparine non fractionnée pour traiter un événement thrombotique actif dans les huit heures précédant le début de la perfusion** ; une héparine de bas poids moléculaire à une dose supérieure à la dose recommandée à titre prophylactique (telle que spécifiée par la notice du produit) dans les 12 heures précédant la perfi.tsion ; la warfarine (si utilisée dans les 7 jours précédant l'inclusion dans l'étude ct si le temps de prothrombine dépassait la limite supérieure de la normale dans l'hôpital concerné) ; l'acide acétylsalicylique à une dose supérieure à 650 mg/j dans les 3 jours précédant l'étude ; un traitement thrombolytique dans les 3 jours précédant l'étude*** ; des antagonistes de la glycoprotéine lib/IIia dans les 7 jours précédant l'inclusion dans l'étude ; l'antithrombine III à une dose supérieure à 10 000 Unités dans les 12 heures précédant l'inclusion dans l'étude ; la protéine C dans les 24 heures précédant l'étude.

---

*L'insuffisance rénale aiguë n'était pas un critère d'exclusion.

**Le traitement prophylactique par l'héparine non fractionnée à une posologie inférieure à 15 000 U/j était autorisé.

***Les médicaments thrombolytiques étaient autorisés pour le traitement des thromboses survenant dans un cathéter.

TITRE DE LA THESE :

IMPACT DE LA PROTEINE C ACTIVEE DANS LE SEPSIS : EXPERIENCE DE PREMISS AU CHU DE CAEN.

RESUME :

Véritable problème de santé publique, le sepsis demeure depuis plusieurs décennies une des causes les plus fréquentes d'admission en réanimation. Sa morbi-mortalité importante a contraint les praticiens à développer de nouvelles stratégies thérapeutiques. La protéine C activée fait partie de ce nouvel arsenal, en réponse aux perturbations de la coagulation et de la fibrinolyse induite par le sepsis. En effet, cette sérine protéase joue un rôle clé dans le maintien de l'hémostase. Ses propriétés anticoagulante, pro fibrinolytique, anti-inflammatoire, et anti-apoptotique, expliquent son rôle de protection vis-à-vis des thromboses micro vasculaires responsables d'une CIVD, associée à la survenue de défaillances d'organes. La consommation excessive de cet anticoagulant naturel au cours du sepsis est corrélée à une augmentation de la mortalité. Partant de ces connaissances, la drotrécogine alfa (activée) a été produite par génie génétique. L'étude pivot PROWESS a permis de valider l'efficacité et la tolérance de cette molécule, et par voie de conséquence, d'obtenir son AMM dans le sepsis sévère associé à deux défaillances d'organe.

Ce travail propose une étude rétrospective, cas-témoin, parmi un échantillon de 27 patients admis en choc septique au CHU de Caen dont 14 qui ont bénéficié de ce traitement adjuvant. Quatre décès étaient constatés à J28 mais aucun syndrome hémorragique imputable à la drotrécogine alfa n'était à déplorer. Même si l'efficacité de la drotrécogine alfa n'est plus à démontrer chez les patients les plus graves, des études complémentaires permettraient peut-être d'élargir ses indications.

MOTS CLES :

PROTEINE C / CHOC SEPTIQUE / REANIMATION/ HEMOSTASE

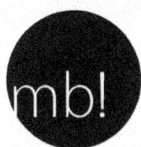

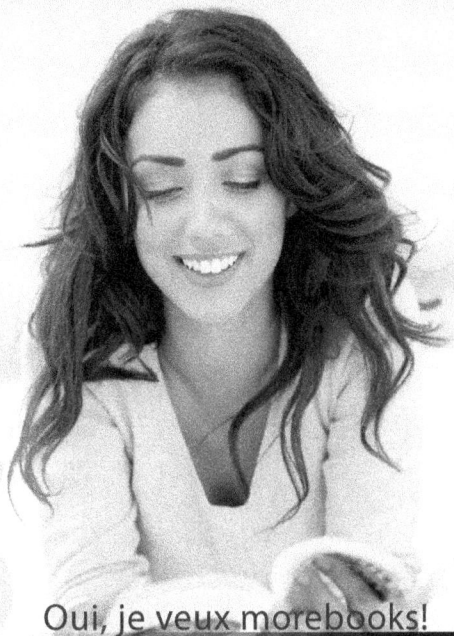